Schmerztherapie

R. Breidung

Anschrift des Verfassers:

Dr. med. Ralph Breidung
Medizinische Klinik 2 – Gerontologie
(Direktor: Prof. Dr. med. D. Platt)
Klinikum Nürnberg Nord
Flurstraße 17
90419 Nürnberg

Unter Mitarbeit von
Werner Schneider
Curamed® Dr. Meindl und Partner GmbH
Albrecht-Dürer-Platz 9/11
90403 Nürnberg
(Kap. Praxisablauf und Abrechnung)

Die Deutsche Bibliothek – CIP-Einheitsaufnahme
Breidung, Ralph:
Schmerztherapie/R. Breidung - Basel: Aesopus-Verlag, 1996
(PraxisThema)
ISBN 3-905031-75-2

Ausdrücklich wird darauf hingewiesen, daß sich trotz größter Sorgfalt bei der Abfassung und Korrektur gerade bei Angaben über Dosis und Applikation bei einer derartigen Zusammenstellung Ungenauigkeiten einschleichen können. Jeder Leser wird daher aufgefordert, die den verwendeten Präparaten beigegebenen Beipackzettel, insbesondere für Dosierung und die Beachtung von Kontraindikationen, in eigener Verantwortung zu überprüfen.

ISBN 3-905031-75-2

© 1996 by Aesopus Verlag GmbH, Basel

Alle Rechte, insbesondere das der Übersetzung in fremde Sprachen, vorbehalten.
Nachdruck, auch auszugsweise, nur mit ausdrücklicher Genehmigung des Verlages.

Die Wiedergabe von Gebrauchsnamen, Handelsnamen, Warenbezeichnungen usw. in diesem Werk berechtigt auch ohne besondere Kennzeichnung nicht zu der Annahme, daß solche Namen im Sinne der Warenzeichen- und Markenschutz-Gesetzgebung als frei zu betrachten wären und daher von jedermann benutzt werden dürfen.

Konzept/Graphische Gesamtgestaltung: Artmed, Basel
Druck: Bercker Graphischer Betrieb GmbH, Kevelaer

Inhalt

Patient
1 Einleitung 5

Diagnostik
2 Diagnostik 7
  2.1 Physiologie des Schmerzes 7
  2.2 Anamnese und Befund 8

Therapie
3 Schmerztherapie 10
  3.1 Medikamentöse Schmerztherapie 10
    3.1.1 Nichtopioide Analgetika 11
      3.1.1.1 Saure antiphlogistische antipyretische Analgetika 12
      3.1.1.2 Nichtsaure antipyretische Analgetika 15
      3.1.1.3 Nichtopioide Analgetika ohne antipyretische und antiphlogistische Wirkung 16
    3.1.2 Opioide 17
      3.1.2.1 Buprenorphin 19
      3.1.2.2 Fentanyl 20
      3.1.2.3 Hydromorphon 20
      3.1.2.4 Levomethadon 20
      3.1.2.5 Morphin 21
      3.1.2.6 Pentazocin 21
      3.1.2.7 Pethidin 22
      3.1.2.8 Piritramid 22
      3.1.2.9 Codein/Dihydrocodein (DHC) 22
      3.1.2.10 Dextropropoxyphen 23
      3.1.2.11 Tilidin-Naloxon 23
      3.1.2.12 Tramadol 23
    3.1.3 Begleitmedikation 24
    3.1.4 Koanalgetika 24
      3.1.4.1 Kortikosteroide 24
      3.1.4.2 Antidepressiva 25
      3.1.4.3 Neuroleptika 25
      3.1.4.4 Tranquilizer – zentrale Muskelrelaxanzien 25
      3.1.4.5 Antikonvulsiva 26
      3.1.4.6 Clonidin 26
    3.1.5 Weitere, in der Schmerztherapie eingesetzte Substanzen ... 26
      3.1.5.1 Calcitonin 26
      3.1.5.2 5-HT_1-Rezeptoragonisten: z. B. Sumatriptan 27
      3.1.5.3 Lokalanästhetika 27
      3.1.5.4 Biphosphonate 28

3.2 Spezielle Methoden in der Schmerztherapie	28
3.2.1 Rückenmarksnahe/intrathekale Applikation von Opioiden	28
3.2.2 Elektrostimulationsverfahren	30
3.2.3 Neurolyse	30
3.2.4 Kryotherapie	30
3.2.5 Strahlentherapie	31
3.2.6 Psychologische Aspekte und Methoden zur Behandlung chronischer Schmerzen	31
3.2.7 Schmerztherapeutische Einrichtungen	32
3.3 Schmerztherapie bei bestimmten Indikationen	34
3.3.1 Schmerztherapie in der Notfallmedizin	34
3.3.2 Kopfschmerzen	35
3.3.2.1 Migräne	35
3.3.2.2 Cluster-Kopfschmerz	39
3.3.2.3 Spannungskopfschmerz	39
3.3.2.4 Medikamenteninduzierter Dauerkopfschmerz	40
3.3.3 Schmerzen am Bewegungsapparat, Kreuzschmerzen	40
3.3.3.1 Schulter-Arm-Schmerzen	42
3.3.3.2 Kreuzschmerzen	43
3.3.3.3 Polymyalgia arteriitica	46
3.3.4 Schmerzen bei Tumorpatienten	47
3.3.5 Postoperative Schmerzen	49
3.3.6 Trigeminusneuralgie	49
3.3.7 Stumpf- und Phantomschmerzen	50
3.3.8 Sympathische Reflexdystrophie (SRD)	51
3.3.9 Diabetische Neuropathie	52

Compliance

4 Compliance	53

Abrechnung

5 Abrechnungsfragen im Rahmen der Schmerztherapie	54
5.1 Gebühren, Pauschalen und Untersuchungen	54
5.2 Beratung, Erörterungen und Betreuung	56
5.3 Physikalische Therapie	58
5.4 Sonstige therapeutische Leistungen, Injektionen und Infusionen	60

Praxisablauf

6 Praxisablauf	62

Literatur

	63

Patient

1 Einleitung

Kranke von ihren Schmerzen zu befreien oder ihre Schmerzen zumindest zu lindern, sind seit jeher zentrale Aufgaben des Arztes („Divinum est sedare dolorem" – *Galen*, 129–199 n. Chr.). Schmerz kann definiert werden als ein „unangenehmes Sinnes- und Gefühlserlebnis, das mit aktuellen oder potentiellen Gewebsschädigungen verknüpft ist oder mit Begriffen solcher Schädigungen beschrieben wird" [47].

Schmerz, als eine aktive Antwort des Körpers auf verschiedene periphere Reize, ist ein Symptom, welches eine wichtige Warnfunktion erfüllt. Abzugrenzen hiervon ist die sogenannte Schmerzkrankheit, bei der das nozizeptive System selbst betroffen ist. Diese Trennung ist insbesondere in bezug auf die Therapie wichtig. Während bei der Schmerzkrankheit eine Therapie indiziert ist, die allein gegen den Schmerz gerichtet ist (Schmerztherapie im eigentlichen Sinn), sollte beim Symptom „Schmerz" die Behandlung primär gegen die auslösende Ursache gerichtet sein und gegebenenfalls durch eine Schmerztherapie ergänzt werden.

Auch wenn zurzeit nur wenige systematische epidemiologische Daten vorliegen, so kann man doch davon ausgehen, daß in der Bundesrepublik ca. 3–4 Millionen Patienten mit chronischen Schmerzen in den Praxen der niedergelassenen Ärzte behandelt werden. Darunter sind knapp eine halbe Million Patienten mit problematischen Schmerzen, die einer spezialisierten Therapie bedürfen [96]. Nur ca. ein Drittel der erwachsenen Bevölkerung geben bei Umfragen an, in den letzten 6 Monaten keine Schmerzen verspürt zu haben. 88% älterer Menschen leiden nach eigenen Angaben zumindest zeitweise an Schmerzen [11]. Schmerzen am Tag der Umfrage („Punktprävalenz") gab etwa die Hälfte der Befragten an [11, 41].

Auskunft zur Schmerzdauer bei verschiedenen Schmerzarten gibt eine Umfrage an 1245 erwachsenen US-Bürgern [75]: Gelenkschmerzen und Rückenschmerzen sind danach die langwierigsten Schmerzen, während Zahnschmerzen und Bauchschmerzen kurzdauernde Schmerzzustände sind.

Die Ergebnisse einer Umfrage unter 4000 repräsentativen Bundesbürgern ist in Tabelle 1 dargestellt.

Tabelle 1 Schmerzprävalenz nach Körperregionen – Repräsentative Umfrage unter 4000 Bundesbürgern [44]

Schmerz (Lokalisation/Art)	Prävalenz in den letzten 6 Monaten (%)
schmerzfrei	32
Kopfschmerzen (ohne Migräne)	34
Schmerzen im Bewegungsapparat	29
Erkältung/Grippe	24
Zahnschmerzen	7
Menstruationsschmerzen	6
Migräne	4
Ohrenschmerzen	2

Die Zahlen veranschaulichen, wie wichtig eine adäquate Schmerzbehandlung in der Praxis ist. Bei chronischen Schmerzen geht es primär darum, die Schmerzentstehung zu verhindern.

Der behandelnde Arzt sollte auch die enormen sozialen und volkswirtschaftlichen Folgen, die durch schmerzbedingte Krankheitstage im Berufsleben entstehen, vor Augen haben: In der genannten amerikanischen Studie [75] wurden für die USA ca. 4 Mrd. Tage mit schmerzbedingter Einschränkung im täglichen Leben und entsprechend ca. 500 Mio. Tage schmerzbedingter Arbeitsausfall festgestellt. Überträgt man diese Zahlen auf die Bundesrepublik Deutschland, läßt sich ein „schmerzbedingter volkswirtschaftlicher Schaden" von 30–40 Mrd. DM pro Jahr errechnen.

Trotzdem muß für die Bundesrepublik festgestellt werden, daß Schmerzpatienten insgesamt (noch) unzureichend bzw. für den Patienten selbst unbefriedigend therapiert werden. Dies zeigt sich u. a. in der (im Vergleich zu anderen Ländern der EU) zu geringen Verschreibung von BtM-Analgetika und in dem zu geringen Angebot an entsprechend spezialisierten Einrichtungen, wie Schmerzpraxen, Schmerzkliniken, Hospizen u. a. Es gibt jedoch bereits Anzeichen dafür, daß das Problem erkannt wurde und Anstrengungen unternommen wurden bzw. werden, eine bessere Versorgung dieser Patienten zu gewährleisten:

„Schmerztherapie" ist seit 1993 Prüfungsfach im zweiten Abschnitt der ärztlichen Prüfung (Pflichtvorlesungen sind bisher jedoch nicht vorgesehen). Auf dem 99. Deutschen Ärztetag wurde beschlossen, daß die gebietsbezogene allgemeine Schmerztherapie analog zur Formulierung in der Gebietsweiterbildung „Anästhesiologie" in alle klinischen Gebiete aufgenommen werden soll. Außerdem wurde die Zusatzbezeichnung „Spezielle Schmerztherapie" eingeführt. Am 23.12.1992 wurde bereits die Betäubungsmittelverschreibungsverordnung (BtMVV) geändert (Bekanntmachung im BAnz. vom 8.2.93, S.1323), so daß u. a. der Bedarf für 30 Tage (in begründeten Fällen auch für einen längeren Zeitraum) verschrieben werden kann. Außerdem wurden die Höchstmengen heraufgesetzt (sie können ebenfalls in begründeten Fällen überschritten werden!).

Diagnostik

2 Diagnostik

2.1 Physiologie des Schmerzes

Schmerzentstehung wie auch Schmerzwahrnehmung sind äußerst komplexe Vorgänge. Erst in den letzten 20–25 Jahren ist die Schmerzforschung von Biologen und Medizinern intensiviert worden [36, 58, 92–94].

Die periphere Registrierung von Reizen, die dann als Schmerzen wahrgenommen werden können, erfolgt über sogenannte Nozizeptoren. Sie kommen im Körper als freie Nervenendigungen nahezu überall vor. Die Erregung kann dabei thermisch (Wärme–Kälte), mechanisch (Druck) oder chemisch (Bradykinin, Histamin, Prostaglandin E, Serotonin, Leukotriene, verschiedene Ionen) erfolgen. Dabei werden Neuropeptide (z.B. CGRP-Calcitonin gene-related peptide oder Substanz P) freigesetzt, die am Nerven eine Entzündung auslösen können.

Über A-δ-Fasern (mit dünner Myelinschicht, Leitungsgeschwindigkeit ca.15 m/s) und C-Fasern (nichtmyelinisiert, Leitungsgeschwindigkeit ca. 1 m/s) wird die Erregung zum Hinterhornbereich des Rückenmarks und über den Vorderseitenstrang zum Hirnstamm geleitet. Schmerzen über A-Fasern werden eher als hell, scharf und in der Regel schnell abklingend empfunden, während über C-Fasern meist dumpfe, brennende oder bohrende Schmerzen vermittelt werden. Vom Hirnstammbereich werden vegetative Veränderungen bzw. Reaktionen des Gesamtorganismus (Erhöhung der Herz- und Atemfrequenz, gesteigerte Aufmerksamkeit) ausgelöst. Hemmende Systeme (z.B. Endorphine) greifen auf spinaler Ebene sowie im Hirnstamm, Zwischen- und Endhirn an. Thalamus, Hypothalamus, limbisches System sowie Neokortex sind für die Schmerzwahrnehmung verantwortlich. Zur Schmerzwahrnehmung gehören das Schmerzerleben (auch der Intensität), die Lokalisation und Differenzierung des Schmerzes, die motorische Schmerzantwort sowie schließlich die Schmerzverarbeitung. Thalamus und limbisches System sind dabei mehr für die emotional-affektive Schmerzwahrnehmung, der Neokortex für die Lokalisation und Differenzierung des Schmerzes und die motorische Beantwortung (z.B. Beseitigung der Schmerzursache) zuständig.

Beim (Nozizeptor-)Schmerz kann zwischen **somatischem** und **viszeralem** Schmerz unterschieden werden. Bei ersterem handelt es sich um den gut differenzierbaren lokalen Schmerz an der Körperoberfläche/Haut (Oberflächenschmerz) bzw. den tiefen Muskel-, Weichteil- oder Knochenschmerz, der weniger gut lokalisierbar ist. Auch Kopfschmerzen werden zu den tiefen somatischen Schmerzen gerechnet, wobei sie eine gewisse Sonderstellung einnehmen. Der viszerale Schmerz ist ebenfalls schlecht lokalisierbar, beim Übertragungsschmerz (Eingeweideschmerz) erfolgt die Schmerzausstrahlung in die betreffenden Dermatome (Head'schen Zonen).

Abzugrenzen ist hiervon der sog. **projizierte Schmerz**, der durch Schädigungen bzw. Störungen im Schmerzleitungssystem bedingt ist. Beim projizierten Schmerz stimmen Irritations- und Präsentationsort überein, beim Übertragungsschmerz dagegen unterscheiden sie sich. Klassische Beispiele für projizierte Schmerzen sind

Kausalgie, Neuropathien und radikuläre Schmerzen. Der Phantomschmerz ist ein Deafferenzierungsschmerz, wird häufig auf spinaler oder supraspinaler Ebene fixiert und kann deshalb den zentralen Schmerzen zugeordnet werden. Der neuropathische Stumpfschmerz hingegen kann auch ein projizierter Schmerz sein.

Für die Praxis ist ferner die Unterscheidung zwischen **akutem** und **chronischem Schmerz** sinnvoll. Schmerzen, die länger als 1 Monat bestehen, werden als chronisch bezeichnet. Dabei können die Nozizeptoren kontinuierlich gereizt werden oder auch Schädigungen des Nervensystems selbst vorliegen.

2.2 Anamnese und Befund

In der Regel handelt es sich bei Schmerz um ein Symptom. Es gilt daher primär, die zugrunde liegende Ursache zu erkennen und die Diagnose zu stellen. In der Praxis beginnt die Diagnosefindung wie immer mit der Anamnese. Sie muß in diesem Fall natürlich auch die Schmerzanamnese beinhalten.

Wichtige Fragen sind dabei:

- **Haben Sie Schmerzen? Wo sind die Schmerzen oder Ihr Hauptschmerz?**
- **Wie stark ist der Schmerz? Wie empfinden Sie den Schmerz? Versuchen Sie den Schmerz zu beschreiben! Wie lange hält der Schmerz an?**
- **Haben Sie Begleiterscheinungen, wie Erbrechen, Licht- oder Lärmscheu, Schwitzen, Tränen, Taubheitsgefühl, Lähmungen etc.?**
- **Wann, wie oft und bei welcher Gelegenheit tritt der Schmerz auf? (Anlauf-, Belastungs-, Ruhe-, Nacht- oder Dauerschmerz? Abhängigkeit vom Wetter?) Gibt es schmerzfreie Zeiten?**
- **Was tun Sie oder wie verhalten Sie sich, wenn der Schmerz auftritt?**
- **Können Sie Ihrer Arbeit oder den Bedürfnissen des täglichen Lebens noch nachkommen? Benötigen Sie für die täglichen Verrichtungen Hilfe? Wie ist die Situation zu Hause bzw. in der Familie?**
- **Wie ist Ihre psychische Verfassung?**
- **Essen und trinken Sie ausreichend? Haben Sie Gewicht abgenommen?**
- **Welche Medikamente nehmen Sie täglich oder auch gelegentlich ein? Nehmen Sie Schmerzmittel ein?**
- **Welche Schmerzmittel haben Ihnen schon geholfen? Waren Sie wegen gleicher oder ähnlicher Beschwerden bereits in ärztlicher Behandlung?**
- **Haben Sie Allergien?**

Dies ist nur eine kleine Anzahl von Fragen, aus deren Beantwortung sich hilfreiche Informationen für den Therapeuten von Schmerzpatienten ergeben können. Die Anamnese kann durch Hinzunahme eines Schmerzfragebogens* vorbereitet oder ergänzt werden.

Der Patient kann dabei auf Körperschemata die Schmerzregionen einzeichnen und viele der oben genannten Fragen bereits vor dem Arztkontakt beantworten.

Fragen zur Schmerzintensität sollten insbesondere im Verlauf anhand von visuellen Analogskalen* (Abbildung 1), numerischen oder auch verbalen Ratingskalen beantwortet werden.

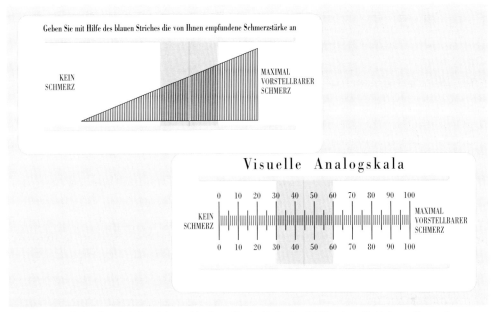

Abb. 1 Visuelle Analogskala*, auf deren Vorderseite der Patient mit Hilfe eines Schiebers die von ihm empfundene Schmerzintensität einstellen kann. Auf der Rückseite läßt sich dann der dazugehörige Zahlenwert ablesen.

Der Patient sollte während einer Schmerztherapie ein Schmerztagebuch bzw. einen Schmerzkalender* führen (siehe dazu Kap. 4, Compliance), sofern dies vom Krankheitsbild her möglich und sinnvoll ist. Selbstverständlich muß der Schmerztherapie eine körperliche Untersuchung vorausgehen. Bereits die Inspektion kann Hinweise auf die Schmerzursache ergeben (Rötung? Schwellung? Deformierung? etc.). Dabei ist es wichtig, den Patienten genau zu beobachten: Wie bewegt er sich? Weist er Haltungsanomalien oder eine Schonhaltung auf? Wie ist seine Stimmung? Bei körperlichen Untersuchungen müssen speziell das Schmerzgebiet und ggf. die Regionen der zugehörigen Nervenwurzeln untersucht werden. Die Palpation kann bzw. sollte dabei durch funktionelle (aktive und passive) Bewegungen und neurologische Untersuchungen ergänzt werden. Auch der Gefäßstatus ist dabei leicht zu erheben. Im Anschluß daran folgen ggf. apparative (in der Regel bildgebende) Verfahren, wie (Doppler-)Sonographie, Röntgen oder Magnetresonanztomographie (NMR). Direkte Nervenschädigungen als Schmerzursache werden mittels EMG, Bestimmung der Nervenleitgeschwindigkeit oder evozierter Potentiale (EP) abgeklärt. Zur Diagnosestellung sind gegebenenfalls noch Laboruntersuchungen erforderlich.

* Kostenlos erhältlich über: Grünenthal GmbH, Referat Tramal, D-52220 Stolberg

Therapie

3 Schmerztherapie

3.1 Medikamentöse Schmerztherapie

In der Bundesrepublik Deutschland sind Schmerzmittel mit die am meisten angewandten Medikamente überhaupt [29]. Sie werden teils von Ärzten verordnet, nicht selten jedoch vom Patienten selbst gekauft und im Rahmen der Selbstmedikation eingenommen [11]. Der verordnende Arzt muß sich, bevor er eine medikamentöse Schmerztherapie beginnt, über die folgenden Fragen im klaren sein:

1. Ist eine kausale Therapie möglich, die akut Schmerzfreiheit für den Patienten bringt (z. B. Abszeßspaltung, Kühlen bei Verbrennung oder Verbrühung etc.)?
2. Bedarf es trotz kurativer Therapie einer symptomatischen Schmerztherapie (z. B. postoperative Analgetikatherapie)?
3. Wo liegt die Schmerzursache bei inkurablem Grundleiden? Welche Form der symptomatischen Schmerztherapie ist indiziert?
4. Gibt es andere Möglichkeiten der Schmerztherapie, die evtl. eine höhere Wahrscheinlichkeit der Schmerzreduktion bzw. Schmerzfreiheit aufweisen oder mit weniger Nebenwirkungen oder auch geringeren Kosten verbunden sind?

Die Ziele der (medikamentösen) Schmerztherapie können einfach zusammengefaßt werden:

Linderung bzw. Beseitigung des Schmerzes, bei chronischen Schmerzen Schmerzverhinderung, verbunden mit einer entsprechenden Verbesserung der Lebensqualität.

Akute Schmerzen können dabei einer parenteralen Applikation des Schmerzmittels bedürfen. Für die Therapie von chronischen und insbesondere von Schmerzen im Rahmen einer Tumorkrankheit gilt jedoch [83, 87]:

1. Möglichst orale (bzw. rektale) Applikationsform (größtmögliche Unabhängigkeit des Schmerzpatienten von seinem Arzt)
2. **Einnahme** nach der Uhr bzw. **nach Plan** (Dosisintervall nach Wirkdauer des jeweiligen Präparates und keine Verordnung „bei Bedarf". Wenn möglich Retardpräparate einsetzen!)
3. **Individuelle Dosierung** (d. h. maximale Wirksamkeit mit möglichst geringen Nebenwirkungen → keine Standarddosierung)
4. Präzise **Einnahmeanleitung** (vor, zu oder nach den Mahlzeiten oder entsprechende Nebenmedikation)

5. Einsatz von **Koanalgetika** (z. B. Antidepressiva, Carbamazepin, Neuroleptika, Kortikosteroide)
6. Primär **keine Kombinationspräparate** (da sonst individuelle Dosierung der einzelnen Substanzen unmöglich!)
7. Berücksichtigung zu erwartender Nebenwirkungen durch entsprechende **Begleitmedikation** (Antiemetikum, Laxans)
8. **Regelmäßige Kontrolle** der Dosis sowie von Nebenwirkungen
9. **Zusatzmedikation** für den Bedarfsfall
10. Wirkung bzw. Nebenwirkungen **anderer einzunehmender Medikamente** beachten

Auf der medikamentösen Seite stehen prinzipiell zwei Klassen von Analgetika zur Verfügung:
- **nichtopioide Analgetika**
- **Opioide**

3.1.1 Nichtopioide Analgetika

Nichtopioide Analgetika werden auch als peripher wirksame Analgetika bezeichnet. Jedoch sind auch bei diesen Schmerzmitteln zentrale Wirkeigenschaften gesichert [22, 37]. Nichtopioide Analgetika sind die bei weitem am häufigsten angewandten Schmerzmittel und zum Großteil frei verkäuflich (Acetylsalicylsäure, Paracetamol, Ibuprofen, Phenazon und Propyphenazon).

Es handelt sich um eine heterogene Gruppe von Wirkstoffen, die in drei Klassen unterteilt werden kann (Abbildung 2):

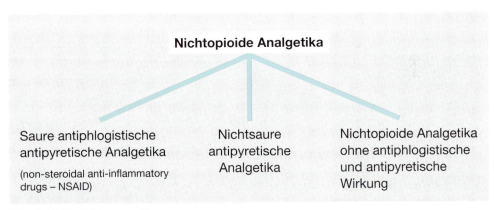

Abb. 2 Nichtopioide Analgetika

3.1.1.1 Saure antiphlogistische antipyretische Analgetika

Die Substanzen (engl.: non-steroidal anti-inflammatory drugs = NSAID) sind neben der schmerzstillenden Eigenschaft durch eine fiebersenkende und entzündungshemmende Wirkung charakterisiert.

Die Substanzgruppe geht auf die Entdeckung bzw. Isolierung der Salicylsäure zurück, die durch Acetylierung (zur Acetylsalicylsäure) neben dem analgetischen und antipyretischen einen antiphlogistischen Effekt erhält. Die heute verwendeten Substanzen lassen sich auf organische Säuren zurückführen, welche entsprechend chemisch verändert und weiterentwickelt wurden (Abbildung 3).

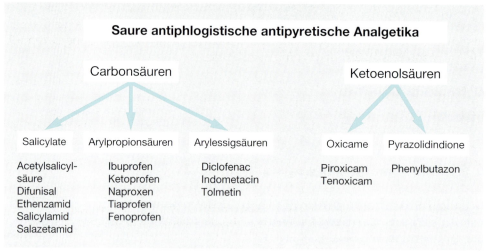

Abb. 3 Saure antiphlogistische antipyretische Analgetika

Der Wirkmechanismus wird dabei zum Teil über eine Hemmung der Prostaglandinsynthese erklärt. Die Wirkweise ist jedoch trotz intensiver Forschung noch nicht eindeutig klar.

Prostaglandine (besonders PGE_2) werden z. B. bei Gewebsschädigungen oder Entzündungen gebildet und sensibilisieren Nozizeptoren, d.h. schmerzempfindliche Nervenfasern. Sie sind jedoch wahrscheinlich auch bei der Schmerzentstehung und bei der Fieberentstehung im Zentralnervensystem beteiligt. Bei der Menstruation werden ebenfalls vermehrt Prostaglandine aus dem Endometrium freigesetzt, wodurch die gute analgetische Wirkung dieser Substanzgruppe bei Menstruationsbeschwerden erklärbar ist. Prostaglandine führen zu einer Gefäßerweiterung, die sich typischerweise bei Entzündungsreaktionen einstellt.

Saure antiphlogistische antipyretische Analgetika sind Mittel der Wahl bei entzündungsbedingten Schmerzen!

Die wichtigsten Vertreter der einzelnen Gruppen sind:

- **Acetylsalicylsäure**
- **Diclofenac**
- **Ibuprofen**
- **Indometacin**
- **Phenylbutazon**
- **Piroxicam**

Diese Substanzen zeichnen sich alle durch eine gute analgetische, antiphlogistische und antipyretische Wirkung aus. Ihre Nebenwirkungen sind in der Regel durch die Prostaglandinsynthesehemmung bedingt bzw. durch die vermehrte Bildung von Leukotrienen und Lipoxinen. Die einzelnen Substanzen haben ein unterschiedliches Nebenwirkungsprofil, u. a. weil sie in verschiedenen Organsystemen (besonders Magen, Leber, Niere, ZNS) in unterschiedlichen Konzentrationen auftreten. Verschiedene Substanzen unterliegen einem ausgeprägten enterohepatischen Kreislauf (z. B. Indometacin, Piroxicam). Die häufigsten Nebenwirkungen und die Substanzen, für die sie besonders gelten, sind in Tabelle 2 genannt:

Tabelle 2 Nebenwirkungen der NSAID

gastrointestinal	Übelkeit, Schmerzen, Diarrhö/Obstipation, Ulzera, okkulte bis manifeste Blutungen	Acetylsalicylsäure, Indometacin, Piroxicam
renal	verminderte renale Durchblutung, glomeruläre und tubuläre Filtrationsrate, Entstehung einer Analgetika-Nephropathie	Phenylbutazon
bronchial	Bronchokonstriktion bis zum Asthmaanfall im Sinne einer pseudoallergischen Reaktion durch Wegfall des bronchodilatierenden PGE_2 und durch bronchokonstriktorische Wirkung der Leukotriene	Acetylsalicylsäure (sog. Aspirinasthma)
hepatisch	Leberschädigung	Diclofenac
zentralnervös	Schwindel, Kopfschmerzen sowie Psychosen (bei Dauertherapie)	Indometacin
	Hör- und Sehstörungen bis zum Koma bei Intoxikation	Acetylsalicylsäure
hämatologisch	irreversible Hemmung der Thrombozytenaggregation	Acetylsalicylsäure*
	Knochenmarksveränderungen	Phenylbutazon
allergische Reaktionen	Urtikaria, Pruritus, Bronchospasmus, Schock	prinzipiell bei allen Substanzen möglich

*Bei den anderen genannten Substanzen ist die Thrombozytenaggregationsneigung dagegen reversibel – d.h. nur solange ein plasmatischer Wirkspiegel vorliegt – gehemmt.

Die Zulassung für Phenylbutazon ist auf akute Schübe bei Morbus Bechterew und chronische Polyarthritis sowie auf den akuten Gichtanfall beschränkt!

Das Reye-Syndrom (akute Leberinsuffizienz) bei Kindern unter 15 Jahren mit fieberhaftem Infekt und Therapie mit Acetylsalicylsäure ist eine schwerwiegende Nebenwirkung und veranlaßt zu der Empfehlung:

Bei fieberhaftem Infekt vor der Pubertät Paracetamol statt Acetylsalicylsäure verwenden.

Die neueren Substanzen unterscheiden sich von der Acetylsalicylsäure u. a. durch eine erhöhte Lipophilie. Aufgrund der Säureeigenschaft und hohen Plasmaeiweißbindung reichern sich die NSAID in Entzündungsgebieten, aber auch in Magen und Niere an.

Die wichtigsten pharmakologischen Daten sind in Tabelle 3 zusammengefaßt. Die Substanzen stehen in nahezu allen galenischen Zubereitungsformen (oral, rektal, parenteral, transdermal) für die Therapie in der Praxis zur Verfügung.

Tabelle 3 Pharmakologische Daten verschiedener NSAID (nach [37])

Freiname	Bioverfügbarkeit [%]	Einzeldosis [g]	Tagesdosis [g]	Plasmaeiweißbindung [%]	Plasmahalbwertszeit [h]	Zeitdauer bis zur max. Plasmakonzentration [h]
Acetylsalicylsäure	80–100	0,5–1,0	2,0–3,0	60– 80	3– 4	1–2
Indometacin	~100	0,05–0,1	–0,15	90–100	3–10	1–2
Diclofenac	30– 80	0,05–0,1	0,1–0,2	~100	1– 2	1–2
Ibuprofen	80–100	0,2–0,8	0,6–2,4	~100	2	0,5–2
Piroxicam	~100	0,01–0,02	0,02(–0,04)	~100	~40–50	2–4
Phenylbutazon	80–100	0,2	0,2–0,4	~100	~70	2–5

Aufgrund einer deutlich höheren Rate (ca. 6 : 1) von Überempfindlichkeitsreaktionen bei der parenteralen Applikation (möglicherweise durch Hilfsstoffe wie Sulfite bedingt) im Vergleich zur enteralen Aufnahme, ist eine strenge Indikationsstellung empfohlen. Die Arzneimittelkommission der Deutschen Ärzteschaft empfiehlt die parenterale Applikation nur für die initiale und einmalige Anwendung, falls eine orale oder rektale Applikation nicht möglich ist.

Nach parenteraler Applikation sollte der Patient für 1 Stunde überwacht werden. [3]

3.1.1.2 Nichtsaure antipyretische Analgetika

Hier handelt es sich um zwei Substanzgruppen (Abbildung 4):

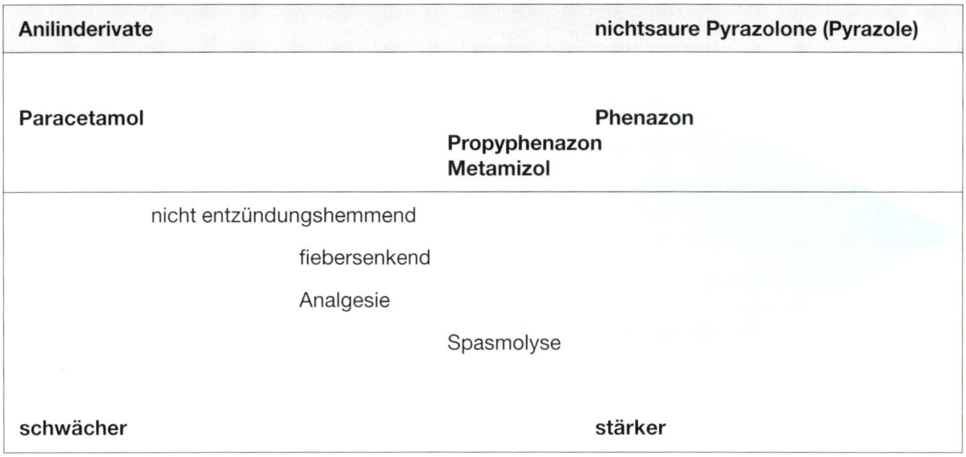

Anilinderivate	nichtsaure Pyrazolone (Pyrazole)
Paracetamol	Phenazon Propyphenazon Metamizol
nicht entzündungshemmend fiebersenkend Analgesie Spasmolyse	
schwächer	stärker

Abb. 4 Nichtsaure antipyretische Analgetika

Anilinderivate

Wichtigster, in der Bundesrepublik auch einziger Vertreter dieser Gruppe ist Paracetamol. Diese Substanz hat im Gegensatz zu den NSAID keine antiphlogistische Wirkung [14]. Eine Prostaglandinsynthesehemmung im ZNS wird diskutiert, wodurch der antipyretische Effekt wie auch der positive Einfluß auf die Stimmung zu erklären wäre. Der genaue Wirkmechanismus ist jedoch bis heute ungeklärt. Die analgetische Potenz des Paracetamols ist etwa mit der Acetylsalicylsäure vergleichbar [23, 73]. Sie läßt sich durch Kombination mit Codein (~ 50 mg) steigern, was jedoch zu einer gewissen Abhängigkeitsproblematik führen kann.

Wichtigste Indikationen für Paracetamol sind:

▶ **Fieber (besonders im Kindesalter) und**

▶ **einfache Schmerzzustände (z. B. Zahn-/Kopfschmerzen).**

Die Einzeldosis beträgt beim Erwachsenen 0,5–1 g. Eine Tagesdosis von 4–5 g sollte nicht überschritten werden. Die Substanz steht zur oralen und rektalen Verabreichung in entsprechenden galenischen Formen zur Verfügung.

Bereits bei Dosen von (8–)10 g bzw. Serumkonzentrationen von > 300 mg/l können beim Erwachsenen lebensgefährliche Leberschäden auftreten, die auch letal enden können [18, 49].

Bei Intoxikation oder akzidentieller Überdosierung mit Paracetamol: Kontaktaufnahme mit einer Giftnotrufzentrale sowie in der Regel Hospitalisierung des Patienten!

Bei Leberfunktionsstörungen ist von einer Paracetamol-Gabe abzusehen. Liegt ein Glukose-6-phosphat-Dehydrogenase-Mangel vor, ist Paracetamol wegen der Gefahr einer hämolytischen Anämie kontraindiziert. In letzter Zeit ergaben sich Hinweise auf eine möglicherweise mutagene Wirkung (Urotheltumore) von Paracetamol [1, 5].

Nichtsaure Pyrazolone (Pyrazole)

Phenazon, Propyphenazon und Metamizol sind die wichtigsten nichtsauren Pyrazolone. Eine antiphlogistische Wirkung läßt sich klinisch nicht nachweisen [14]. Die analgetische (und auch antipyretische) Potenz liegt jedoch deutlich über der des Paracetamols und der Acetylsalicylsäure. Zudem ist eine spasmolytische Eigenschaft nachweisbar [25]. Die Substanzen sollen im Hinterhornbereich Einfluß auf Afferenzen nehmen und so analgetisch wirken.

Cave: Unter Metamizol können Agranulozytosen auftreten, die bei rechtzeitigem Absetzen reversibel sind. Wahrscheinlichkeit ca. 1 Fall auf ½ bis 1 Mio. Tagesdosen [62, 76].

Außerdem kann es unter Metamizol oder Phenazon gelegentlich zu schweren immunologischen Schockreaktionen kommen. Da diese unter (Propy-)Phenazon seltener auftreten als unter Metamizol, ist Phenazon in der Bundesrepublik immer noch frei verkäuflich [2]. Als weitere Nebenwirkung ist die toxische epidermale Nekrolyse (Lyell-Syndrom) zu nennen.

Indikation und Indikationsbeschränkung für Metamizol (BGA*/1986): Akute starke Schmerzen nach Verletzungen oder Operationen, Koliken, Tumorschmerzen, sonstige akute oder chronische Schmerzen, wenn andere therapeutische Maßnahmen kontraindiziert sind. Hohes Fieber, das auf andere Maßnahmen nicht anspricht. Parenterale Anwendung, sofern enterale Anwendung nicht in Frage kommt (langsame Injektion!).

Für Metamizol beträgt die Einzeldosis für Erwachsene 0,5–1 g oral. Eine Tagesdosis (bis zu 5 g) sollte auf 4 Dosen verteilt werden. Die Substanz steht zur oralen, rektalen sowie parenteralen (i.m. und i.v.) Verabreichung in entsprechenden galenischen Formen zur Verfügung.

3.1.1.3 Nichtopioide Analgetika ohne antipyretische und antiphlogistische Wirkung

Zwei Substanzen sind hier zu nennen: Flupirtin und Nefopam. Sie sind weder den bereits genannten Gruppen zuzuordnen [38], noch binden sie an Opiatrezeptoren. Ihr Wirkmechanismus ist noch unklar. Wahrscheinlich nehmen sie jedoch auf absteigende antinozeptive Bahnen Einfluß [34, 74]. Neben der analgetischen Wirkung, die etwa Opiatderivaten, wie Tramadol, entspricht, hat Flupirtin muskelrelaxierende Eigenschaften, die etwa denen der Benzodiazepine entsprechen [74].

*jetzt: Bundesinstitut für Arzneimittel und Medizinprodukte

Unter Flupirtin treten vor allem zentralnervöse Nebenwirkungen, wie Müdigkeit, Schwindel, Konzentrationsschwäche und Störungen der Motorik, auf. Bei Nefopam werden zudem gastrointestinale Beschwerden, Kreislaufveränderungen (Tachykardie, Blutdruckanstieg) sowie Harnverhalt angegeben. Die vorliegenden Daten (inkl. Arzneimittelwechselwirkungen) sind aufgrund der geringen Anwendungszahlen nur mit Einschränkung zu werten.

Flupirtin steht nur zur enteralen Anwendung zur Verfügung. Die empfohlene Tagesdosis beträgt 300(–600) mg, verteilt auf 3–4 Einzeldosen. Beim Nefopam existiert außerdem eine parenteral applizierbare Form. Die orale Dosisempfehlung liegt bei 3 x 30 (–90) mg/die.

3.1.2 Opioide

Opioide sind eine Gruppe von Analgetika, die durch Bindung an zentrale und periphere Opiatrezeptoren wirken. Allein bei den zentralen Rezeptoren können mindestens vier verschiedene unterschieden werden [26]: µ-, κ-, δ- und σ-Rezeptoren. Für die analgetische Wirkung von Opiaten sind besonders die µ- und κ-Rezeptoren verantwortlich. Die Stimulation besonders der µ-Rezeptoren führt jedoch auch zu Atemdepression und Euphorie (Suchtgefahr!). Weitere häufige Nebenwirkungen sind Müdigkeit (κ), Übelkeit, Dysphorie (κ), Obstipation und Miktionsstörungen.

Die einzelnen Pharmaka unterscheiden sich durch ihre Affinität zu bzw. ihre agonistische oder antagonistische Wirkung an den jeweiligen Rezeptoren.

Die Existenz der Opiatrezeptoren postuliert die Existenz körpereigener Opioide. Es wurden bereits mehrere dieser Peptide nachgewiesen (z. B. β-Endorphin, Met- und Leu-Enkephalin sowie Dynorphine), die sich durch ihre Eigenschaften bzw. ihre Wirkung unterscheiden.

Die im Saft des Schlafmohns (Opium) vorkommenden Alkaloide Codein und Morphin wurden isoliert und zur Schmerztherapie eingesetzt. Durch Weiterentwicklung entstanden aus diesen und anderen Alkaloiden, wie z. B. Thebain, halbsynthetische Opioide mit teils besserer analgetischer Wirkung oder mit geringeren Nebenwirkungen. Daneben existieren auch verschiedene vollsynthetische Opioide.

Die Opioidanalgetika können für die Praxis in zwei Gruppen unterteilt werden:

Opioide, die der BtMVV unterstellt sind:

- Buprenorphin
- Fentanyl
- Hydrocodon
- Hydromorphon[2]
- Levomethadon[3]
- Morphin[1]
- Pentazocin[3]
- Pethidin[3]
- Piritramid[3]

[1]Alkaloide [2]halbsynthetische Opioide [3]vollsynthetische Opioide

Hinweis: Für die Verordnung von Pharmaka, die der BtMVV unterstellt sind, gibt es seit Mitte 1995 neue BtM-Rezepte (Querformat – dem aktuellen Kassenrezept angepaßt). Diese können beim Bundesinstitut für Arzneimittel und Medizinprodukte, Bundesopiumstelle, Genthinerstraße 38, 10785 Berlin (Telefon 030/4 54 85-101, Fax 030/4 54 85-210), angefordert werden.

Opioide, die frei rezeptierbar sind:

- **Codein[1]/Dihydrocodein[2]**
- **Dextropropoxyphen[3]**
- **Meptazinol[3]**
- **Nalbuphin[3]**
- **Tilidin-Naloxon**
- **Tramadol[3]**

[1]Alkaloide [2]halbsynthetische Opioide [3]vollsynthetische Opioide

Die analgetische Wirkung wird erreicht, wenn die entsprechenden Opioidrezeptoren belegt werden. Dabei wirken verschiedene der genannten Substanzen an den jeweiligen Rezeptoren auch als Antagonisten (Nalorphin, Pentazocin, Buprenorphin). Dies sind die sogenannten partiellen Opioidantagonisten.

Die Zeit bis zum Wirkungseintritt hängt u.a. von der Applikation, dem Verteilungsvolumen und den chemischen Eigenschaften der Substanz (z.B. Lipophilie, Eiweißbindung) ab. Für die Wirkdauer ist u.a. die Elimination von Bedeutung. Die Wirkungsdauer ist bei der Schmerztherapie (Dosisintervall) zu berücksichtigen.

Bei akuten schweren Schmerzen ist eine parenterale Opioidzufuhr notwendig. Der maximale analgetische Effekt wird z.B. bei Fentanyl, Pethidin, Methadon oder Piritramid nach ca. 5–10 Minuten erzielt. Bei Morphin und Tramadol wird das Wirkungsmaximum nach ca. 15–20 Minuten erreicht [32, 54, 61].

Länger anhaltende und chronische schwere Schmerzen sollten oral mit einem langwirksamen Opioid (z.B. Buprenorphin oder Levomethadon) oder retardierten Präparat (z.B. Dihydrocodein, Morphin oder Tramadol) behandelt werden!

Wichtig in der Praxis: Opioide und Fahrtüchtigkeit
Generelles Fahrverbot (Dokumentation!):

- **in der Einstellungsphase auf Opioide**
- **bei Dosisänderung/Dosisanpassung des Opioids**
- **bei schlechtem Allgemeinzustand**

Einige Beispiele wichtiger Indikationen für Opioide in der Schmerztherapie sind in Tabelle 4 zusammengestellt [nach 66, 91].

Tabelle 4 Mögliche Indikationen für Opioide

akute Schmerzen	chronische Schmerzen
▸ akuter Gefäßverschluß	▸ Zosterneuralgie
▸ Trauma	▸ Tumorschmerzen
▸ Operation/postoperativ	▸ entzündliche/degenerative Erkrankungen des Bewegungsapparates
▸ Myokardinfarkt	▸ Amputations-/Phantomschmerzen
▸ akutes Abdomen (z. B. Pankreatitis)	
▸ Aneurysmaruptur	

Die Substanzen unterscheiden sich in ihrer analgetischen Wirksamkeit [87]. Die analgetische Äquivalenz ist auf Morphin (= 1) bezogen (Tabelle 5):

Fentanyl ist ein sehr starkes Schmerzmittel, das im Vergleich zum Morphin eine deutlich höhere analgetische Äquivalenz – bei kurzer Wirkungsdauer – aufweist. Bei den partiellen Opioidantagonisten (z. B. Buprenorphin, analgetische Äquivalenz von 10–20) ist jedoch ein „ceiling effect" zu berücksichtigen: Während bei einem reinen Agonisten die analgetische Wirkung mit zunehmender Dosis steigt, kommt es bei den partiellen Opioidantagonisten ab einer bestimmten Dosis zu einer Zunahme der Nebenwirkungen ohne weitere Steigerung der analgetischen Wirkung. Bei Buprenorphin liegt diese „Grenzdosis" bei 4–5 mg/die [89]. Es ist somit durchaus möglich, daß mit analgetisch niedrigerpotenten Medikamenten in entsprechend hoher Dosierung eine bessere analgetische Wirkung erzielt wird als mit hochpotenten partiellen Opioidantagonisten. Im folgenden sind die für die Praxis wichtigen Eigenschaften, Dosisempfehlungen, die Wirkdauer sowie Applikationsformen der einzelnen Opioide zusammengestellt.

Tabelle 5 Analgetische Äquivalenz verschiedener Opioide

Substanz	analgetische Äquivalenz
BtM	
Fentanyl	>100
Buprenorphin	**10–20**
Hydromorphon	**5–7**
Levomethadon	**3–4**
Morphin	**1**
Piritramid	0,75–1
Pentazocin	0,2
Pethidin	0,125
nicht BtM	
Codein/Dihydrocodein, Dextropropoxyphen, Tilidin-Naloxon und Tramadol	≈ 0,1

3.1.2.1 Buprenorphin[BtM]

Eigenschaft: Stark wirksames Analgetikum, das gering obstipierend und miktionshemmend wirkt. Bei oraler Applikation nur geringe Atemdepression. Ab ca. (2–)4 mg/die Abnahme der Analgesie (ceiling effect).

Stark wirksames Schmerzmittel. Nachteil: ceiling effect. Vorteil: sublingual applizierbar.

Dosierung: Sublingual 0,2–0,4 mg alle 6–8 h, i.m./i.v. 0,3 mg alle 6–8 h bzw. 0,04 mg alle 0,25 h bei PCA*-Pumpe. Tagesmaximaldosis: 4 mg.
Darreichungsformen: Tbl. (0,2 mg), Amp. (0,3 mg).

3.1.2.2 Fentanyl[BtM]

Eigenschaft: Sehr stark wirksames Analgetikum mit raschem Wirkungseintritt und kurzer Wirkdauer (ca. 0,5 h). Sehr gut für die Akuttherapie von starken Schmerzen in der Notfallmedizin wie auch zur Schmerzbehandlung in der Intensivmedizin geeignet. Es existiert auch eine transdermale Applikationsform für Tumorpatienten [86].

Zur Akuttherapie starker Schmerzen in der Notfall- und Intensivmedizin.

Dosierung: Initial 0,3–0,7 mg i.v., dann Erhaltungsdosen von ca. 0,05–0,1 mg/h.
Darreichungsformen: Amp. (0,1 und 0,5 mg).

3.1.2.3 Hydromorphon[BtM]

Eigenschaft: Stark wirksames Analgetikum mit morphintypischen Nebenwirkungen, kein ceiling effect. Relativ gut steuerbar durch raschen Wirkungseintritt und kurze Wirkdauer.

Stark wirksames, gut steuerbares Opiat. Auch in Kombination mit Atropin verfügbar. Nachteil: keine orale Wirkform.

Dosierung: Rektal 4 mg alle 4–6 h, s.c./i.m./(i.v.) 1–2(–4) mg alle 4–6 h.
Darreichungsformen: Supp. (4 mg in Kombination mit Atropin), Amp. (2 bzw. 4 mg – auch in Kombination mit Atropin).

3.1.2.4 Levomethadon[BtM]

Eigenschaft: Stark wirksames Analgetikum mit raschem Wirkungseintritt i.v. und auch bei oraler Applikation. Kein ceiling effect, individuelle Dosisfindung insbesondere bei oraler Applikation möglich. Nur das linksdrehende Isomer des Polamidons hat einen analgetischen Effekt. Im Ausland sind auch Gemische aus beiden Razematen im Gebrauch mit entsprechend niedrigerer analgetischer Potenz. Die analgetische Wirkdauer von 6–8 h läßt die Substanz als hervorragend geeignet für die ambulante orale Schmerztherapie erscheinen. Die lange, individuell unterschiedliche Plasmahalbwertszeit (24 h und mehr) birgt jedoch die Gefahr der Kumulation in sich. Daher sind die Patienten besonders in der Einstellungsphase engmaschig auf eventuelle Hinweise einer Überdosierung (Sedierung, Verwirrtheit) zu überwachen [35]. Levomethadon ist in Deutschland eher ein Reservemittel, im angloamerikanischen Raum hingegen weit verbreitet [56]. In der Bundesrepublik wird es u. a. zur Substitution von Heroinabhängigen durch entsprechend berechtigte Ärzte eingesetzt.

Lange analgetische Wirkdauer von 6–8 h, von daher gut geeignet für die ambulante orale Schmerztherapie. Aber individuell unterschiedliche, lange Plasmahalbwertszeit (24 h und mehr) mit Kumulationsgefahr. Durch entsprechend berechtigte Ärzte für die Substitution von Heroinabhängigen zugelassen.

Dosierung: Oral 2,5–7,5 mg alle 6–8 h, i.m./i.v. 2,5 mg alle 6–8 h bzw. 1 mg alle 10 min bei PCA*-Pumpe.
Darreichungsformen: Tr. (1 ml = 5 mg), Amp. (2,5 bzw. 5 mg).

3.1.2.5 Morphin[BtM]

Eigenschaft: Gut wirksames Analgetikum ohne ceiling effect. Individuelle Dosisfindung insbesondere bei oraler Applikation möglich. Nebenwirkungen sind Obstipation, Harnverhalt, Atemdepression. Hepatischer First-pass-Effekt, daher ist oral eine ca. 10fach höhere Dosierung notwendig, Dosisreduktion bei Leberinsuffizienz [27].

Standardopiat mit großer Anwendungserfahrung, ohne ceiling effect, in allen Darreichungsformen (inkl. Retardpräparaten). Gut geeignet zur Schmerztherapie bei Herzinfarkt. Retardpräparat gut geeignet bei schweren chronischen Schmerzen. Nachteil: v.a. Atemdepression.

Dosierung: Sublingual 5–10 mg alle 4 h bzw. 30 mg (oder mehr) alle 8–12 h bei retardierten Präparaten, rektal 10–30 mg alle 4 h, s.c./i.m./i.v. 10 mg alle 4 h bzw. 2 mg alle 0,25 h bei PCA-Pumpe. Die Kapseln können bei Bedarf (z.B. Schluckstörungen etc.) geöffnet und das Morphin (Pellet-Galenik) mit der Nahrung (z.B. Brei, Joghurt etc.) aufgenommen werden. Tagesmaximaldosis oral im Grammbereich [65, 90].
Darreichungsformen: Tbl. (10, 30, 60, 100, 200 mg ret.), Kps. (10, 30, 60, 100 mg), Supp. (10, 20, 30 mg), Amp. (10, 20, 100, 200 mg).

3.1.2.6 Pentazocin[BtM]

Eigenschaft: Rascher Wirkungseintritt bei einer Wirkdauer von ca. 3 h. Die analgetische Potenz ist geringer als bei Morphin. Bei Steigerung der Dosis tritt ein ceiling effect auf. Die einst in der Notfallmedizin weit verbreitete Substanz wird aufgrund fehlender Kreislaufneutralität (sympathomimetische Effekte, Pulmonalisdruckerhöhung) sowie psychomimetischer Einflüsse seit Unterstellung unter die BtMVV seltener verwendet. Zumindest bei Patienten mit kardialen oder pulmonalen Erkrankungen erscheint der Einsatz fragwürdig [49]. Auch für die Dauertherapie ist die Substanz weniger geeignet.

Geringere analgetische Potenz als Morphin, zur kurzzeitigen Schmerztherapie geeignet. Ungünstig bei Patienten mit schweren Herz-Kreislauf-Erkrankungen und pulmonaler Hypertonie.

---

*patientenkontrollierte intravenöse Schmerztherapie

Dosierung: Oral/rektal 50 mg, i.m./i.v. (s.c.) 30 mg alle 3 h. Tagesmaximaldosis 360 mg.
Darreichungsformen: Kps. (50 mg), Supp. (50 mg), Amp. (30 mg).

3.1.2.7 Pethidin[BtM]

Eigenschaft: Analgetische Potenz etwas geringer als bei Morphin. Etwas rascherer Wirkungseintritt, jedoch kürzere Wirkdauer. Ähnliche Nebenwirkungen wie Morphin, jedoch geringere spasmogene Wirkung und Mydriasis durch anticholinergen Effekt. Auslösung von Krämpfen möglich. Geringe orale Bioverfügbarkeit. Dosisreduktion bei Niereninsuffizienz [27]. Substanz u. a. gegen akute starke Schmerzen oder zur Prämedikation geeignet, für eine Dauertherapie eher weniger brauchbar.

Geringere analgetische Potenz als Morphin. Bei akuten starken Schmerzen und zur Prämedikation.

Dosierung: Oral/s.c./i.m. 25–150 mg (rektal: 100 mg) alle 2–3 h, i.v. 25–100 mg bzw. 10 mg alle 10 min bei PCA-Pumpe. Tagesmaximaldosis: 500 mg.
Darreichungsformen: Tr. (1 ml = 50 mg), Supp. (100 mg), Amp. (50, 100 mg).

3.1.2.8 Piritramid[BtM]

Eigenschaft: Analgetische Potenz wie auch Nebenwirkungen mit dem Morphin vergleichbar – jedoch nahezu kein Effekt auf den Kreislauf. Bei rascherem Wirkungseintritt etwas längere Wirkdauer als Morphin. In Deutschland nur zur parenteralen Anwendung verfügbar.

Dem Morphin vergleichbar, aber in Deutschland nur parenteral verfügbar.

Dosierung: 15–30 mg s.c./i.m., 7,5–22,5 mg i.v. alle 6–8 h bzw. 1,5 mg alle 10 min bei PCA-Pumpe.
Darreichungsform: Amp. (15 mg).

3.1.2.9 Codein/Dihydrocodein (DHC)

Eigenschaft: Insgesamt geringere Wirksamkeit als Morphin. DHC ist potenter als Codein. Wichtigste Nebenwirkung ist die Obstipation. Gute orale Bioverfügbarkeit. Für DHC stehen Retardpräparate zur Verfügung.

Kein BtM, große Anwendungserfahrung. In niedrigerer Dosierung auch als Antitussivum verwendet.

Dosierung (für DHC): Oral 60–120 mg alle 8–12 h. Tagesmaximaldosis 240 mg.
Darreichungsform: Tabl. (60/90/120 mg).

3.1.2.10 Dextropropoxyphen

Eigenschaft: Analgetische Potenz geringer als bei Morphin. Typische Nebenwirkungen der Opiate, jedoch nur wenig obstipierend. Substanz zur oralen Applikation verfügbar.

Kein BtM, nur oral verfügbar, jedoch in Retardform.

Dosierung: Oral 150–300 mg alle 8–12 h. Tagesmaximaldosis 600 mg.
Darreichungsform: Kps. (150 mg).

3.1.2.11 Tilidin-Naloxon

Eigenschaft: Geringere analgetische Potenz und kürzere Wirkdauer als Morphin. Dosisreduktion bei Niereninsuffizienz notwendig. Morphintypische Nebenwirkungen (Sedierung, Übelkeit, Schwindel), jedoch keine spasmogene Wirkung an der glatten Muskulatur. Es sind orale Applikationsformen verfügbar.

Kein BtM, verbreitetes, jedoch nur oral verfügbares Analgetikum.

Keine Kombination mit anderen Opioiden! Aufgrund des Naloxon-Anteils kann bei Patienten, die mit Opioiden vorbehandelt wurden, oder auch bei Opiatabhängigen ein akutes Entzugssyndrom ausgelöst werden!

Dosierung: Oral 50–100 mg alle 4–6 h. Tagesmaximaldosis 400 mg.
Darreichungsformen: Tr. (1 ml = 50 mg), Kps. (50 mg).

3.1.2.12 Tramadol

Eigenschaft: Im Vergleich mit Morphin geringere analgetische Potenz, kein „ceiling effect". Wichtigste Nebenwirkungen sind Sedierung und Übelkeit. Die Substanz ist nahezu kreislaufneutral und nicht atemdepressiv sowie wenig obstipierend bzw. miktionshemmend. Der Wirkungseintritt liegt in Abhängigkeit der Darreichungsform bei 5–10 Minuten (parenteral), ca. 20 Minuten (oral, normal freisetzend) und 30 Minuten (oral, retardiert). Die Wirkdauer beträgt ca. 4–6 h, bei Retardpräparaten 8–12 h. Die Substanz steht in fünf galenischen Zubereitungen für unterschiedliche Applikationsweisen zur Verfügung.

BtM-freies Analgetikum mit breiter Anwendungspalette (mäßig starke bis starke Schmerzen, z. B. Frakturschmerzen, diagnostisch abgeklärte abdominale Schmerzzustände, Tumorschmerzen, Arthroseschmerzen und Schmerzen aus dem rheumatischen Formenkreis) und mehreren Darreichungsformen (oral, rektal, parenteral).

Dosierung: Oral/i.m./i.v. 50–100 mg (rektal 100 mg) alle 4–6 h, bzw. 100–200 mg alle 8–12 h bei Retardpräparaten. Tagesmaximaldosis 400(–600) mg.
Darreichungsformen: Tr. (1 ml = 100 mg), Ret.-Tbl. (100, 150, 200 mg), Kps. (50 mg), Supp. (100 mg), Amp. (50, 100 mg).

3.1.3 Begleitmedikation

Bei einer Akut- wie auch Dauertherapie mit Opioiden sollte generell an eine Begleitmedikation gedacht werden. Die Verordnung bzw. Gabe ist jedoch vom Einzelfall abhängig zu machen:

Übelkeit/Erbrechen
Als Antiemetika werden in der Schmerztherapie besonders gerne Neuroleptika, wie Chlorpromazin, Haloperidol und Triflupromazin, eingesetzt, da sie u.a. die Analgetikawirkung verstärken können. Ihr Einfluß auf die Vigilanz kann die Schmerzwahrnehmung außerdem günstig verändern. Eine weitere Stoffgruppe mit antiemetischer Wirkung sind die Propulsiva; als Mittel der Wahl sei hier nur Metoclopramid angeführt.

Obstipation
Hier sind vor allem Bisacodyl oder nichtresorbierbare Kohlenhydrate, wie Lactulose oder Lactitol (z. B. 20 g/die), indiziert.

3.1.4 Koanalgetika

Unter diesem Begriff werden Medikamente zusammengefaßt, die primär bei anderen Indikationen eingesetzt werden. Sie werden in der Schmerztherapie verwendet, da sie entweder selbst analgetisch wirken oder die Schmerztherapie mit den bereits genannten Substanzen unterstützen.

3.1.4.1 Kortikosteroide

Im wesentlichen werden für die Schmerzlinderung durch Kortikosteroide zwei Mechanismen verantwortlich gemacht: ihre Einflußnahme auf Zytokine, Interferone, Leukotriene und Prostaglandine sowie die Druckentlastung sensibler Nerven durch Hemmung des Entzündungsprozesses.

Wichtigste Indikationen sind die Nerven- bzw. Rückenmarkskompression, Cephalgien bei erhöhtem Hirndruck, Tumorschmerzen, Schmerzen durch Weichteilschwellung, Lymphödem, Arthritis und Tendovaginitis.

Die am häufigsten verwendete Substanz ist Dexamethason (Dosis: 4–32 mg/die). Insbesondere bei Rückenmarksschädigungen und erhöhtem Hirndruck können anfangs auch höhere Dosen indiziert sein. Prinzipiell können jedoch auch alle anderen Kortikoide (z. B. Prednisolon) zur Anwendung kommen.

Wichtigste Nebenwirkungen sind eine verminderte Glukosetoleranz bis zur Entwicklung einer diabetischen Stoffwechsellage, psychische Veränderungen (Euphorie, Depressionen, Psychosen), die Ulzerogenität, Störungen der Wundheilung sowie bei Langzeittherapie trophische Hautveränderungen, Cushing-Syndrom, Osteoporose und Infektneigung.

3.1.4.2 Antidepressiva

Trizyklische Antidepressiva wirken über die Beeinflussung der affektiven Schmerzkomponente, also über die Schmerzwahrnehmung, indirekt analgetisch. Daneben wird auch ein direkter analgetischer Effekt diskutiert [64]. Die Wirkung wird bereits bei niedrigen Dosen erzielt, die selbst noch nicht im eigentlichen Sinn antidepressiv wirken. Es muß darauf hingewiesen werden, daß besonders Patienten mit chronischen Schmerzen häufig depressive Störungen aufweisen. Beide Komponenten – chronischer Schmerz und Depression – beeinflussen sich dabei gegenseitig und sollten in die therapeutischen Erwägungen einbezogen werden [81].

Hauptindikationen sind neuropathische Schmerzen mit Dys- oder Parästhesien z. B. im Rahmen eines Diabetes mellitus, bei Zosterneuralgie, durch Druckschädigung von Nerven oder durch Infiltration im Rahmen eines Tumorleidens. Die Substanzen werden einschleichend dosiert (1 Dosis zur Nacht). Die Dosierung erfolgt individuell zwischen 10 und 150 mg/die. Alle 1–2 Wochen kann die Dosis gesteigert werden. Eine Beurteilung der Effektivität sollte nach 4–6 Wochen erfolgen.

Häufig verwendete Substanzen sind u. a.

- **Amitriptylin**[1]
- **Clomipramin**[2]
- **Doxepin**[1]
- **Imipramin**[2]

[1]dämpfend [2]antriebssteigernd

Die Nebenwirkungen haben meist „anticholinergen" Charakter: Obstipation, Miktionsstörungen, Mundtrockenheit, Mydriasis, Tachykardie und Herzrhythmusstörungen. Da die Krampfschwelle herabgesetzt wird, kann es zu Krampfanfällen kommen.

3.1.4.3 Neuroleptika

Trizyklische Phenothiazinderivate (Levomepromazin, Perphenazin, Triflupromazin) und Thioxanthenderivate (Chlorprothixen) sowie Haloperidol und Promethazin verhindern durch eine Blockade dopaminerger Rezeptoren in der Area postrema (durch Opioide ausgelöstes) Erbrechen. Zudem wirken sie sedierend. Eine eigene analgetische Wirkung ist nicht nachweisbar, jedoch kann der Effekt von Opioidanalgetika verstärkt werden. Es werden vor allem anticholinerge Nebenwirkungen (s. o.) beobachtet. Außerdem kann es zu extrapyramidalen Symptomen mit Zungenschlundkrämpfen, Parkinson-Syndrom und Dyskinesien kommen. Auch Krampfanfälle können auftreten.

3.1.4.4 Tranquilizer – zentrale Muskelrelaxanzien

Angstzustände bzw. Angst vor dem Schmerz spielen eine wichtige Rolle bei der Schmerzerwartung bzw. Schmerzwahrnehmung. Ein häufiges Resultat der Angst sind u.a. Muskelverspannungen (Muskelhartspann, Myogelose, Lumbalgie). Diese können über die Stimulation von Nozizeptoren wieder als Schmerz empfunden werden. Reaktiv kommt es zu einer Erregung der entsprechenden Motoneurone und zur Tonuserhöhung in den betreffenden Muskelgruppen. Bei länger anhaltender Kontraktion kann es durch Störungen der nutritiven Versorgung zur Schmerzentstehung kommen: Der Circulus vitiosus schließt sich damit.

Die größte Substanzgruppe der Tranquilizer mit zentraler muskelrelaxierender Wirkung sind die Benzodiazepine.

> **Hinweis zur Reposition von Luxationen und Frakturen:**
>
> Nach Beseitigung von Angst und Muskelverspannung durch Benzodiazepingabe kann eine Reposition häufig problemlos erfolgen, die vorher trotz ausreichender Analgesierung unmöglich war.

3.1.4.5 Antikonvulsiva

Die hier am häufigsten eingesetzte Substanz ist Carbamazepin. Ihre Hauptindikation sind einschießende Schmerzen, z. B. Trigeminusneuralgie, (Post-)Zosterneuralgien, aber auch Tumor- oder Phantomschmerzen. Daneben werden gute Erfolge bei verschiedenen Kopfschmerzformen (Cluster-Kopfschmerz, Migräne) berichtet [63]. Die Dosierung ist einschleichend. Regelmäßige Kontrollen des Plasmaspiegels (therapeutischer Bereich: 4–10 µg/ml) sowie des Blutbildes sind erforderlich. Andere, ebenfalls angewandte Antikonvulsiva sind Valproinat, Phenytoin und das Benzodiazepinderivat Clonazepam.

3.1.4.6 Clonidin

Clonidin, ein α_2-Antagonist, der primär zur Hypertoniebehandlung eingesetzt wurde, hemmt im Rückenmark die synaptische Weiterleitung der Schmerzafferenzen und wirkt so selbst analgetisch. Außerdem kann die Opioidwirkung durch Clonidin verstärkt werden [84]. Indikationen sind Neuralgien und Deafferenzierungsschmerzen [50].

3.1.5 Weitere, in der Schmerztherapie eingesetzte Substanzen
3.1.5.1 Calcitonin

In der Bundesrepublik wird therapeutisch überwiegend synthetisches Lachs-Calcitonin eingesetzt. Lachs-Calcitonin ist potenter als humanes Calcitonin. Der analgetische Wirkmechanismus ist nicht eindeutig geklärt (zentrale Wirkung auf serotonerge Systeme, Stimulation von Endorphinen, peripherer Einfluß auf Prostaglandine, Senkung des Ca^{2+}-Spiegels). Mögliche Indikationen sind

- **Osteoporose und dadurch bedingte Schmerzen**
- **Morbus Paget und dadurch bedingte Schmerzen**
- **ossäre Manifestationen von Tumorerkrankungen**
- **Knochenveränderungen bei Hyperparathyreoidismus**
- **sympathische Reflexalgodystrophie**
- **Phantomschmerzen.**

Häufigste Nebenwirkungen sind Übelkeit, Erbrechen, Flush und allergische Reaktionen. Die Dosierung liegt bei 100–200 IE/die (s.c./i.v.) bzw. 400 IE intranasal. Der Behandlungszeitraum richtet sich nach der jeweiligen Erkrankung.

3.1.5.2 5-HT$_1$-Rezeptoragonisten: z. B. Sumatriptan

Sumatriptan ist der erste im Handel befindliche selektive 5-HT$_1$-Rezeptoragonist. 5-HT$_1$-Rezeptoren kommen an Hirnarterien vor. Ihre Stimulation bewirkt eine Vasokonstriktion [17, 33]. Der Vasodilatation von Hirnarterien wird eine entscheidende Rolle bei der Pathophysiologie der Migräne zugeschrieben. Daher ergibt sich mit Sumatriptan eine neue und kausale Therapiemöglichkeit. Auch bei Cluster-Kopfschmerzen ist die Wirksamkeit belegt [72]. Die Dosierung beträgt 6 mg s.c. (nach 2 h erneute Gabe möglich) bzw. 100 mg oral. Die Substanz sollte nicht bei Patienten mit klinisch symptomatischer koronarer Herzerkrankung, arteriellem Hypertonus und Morbus Raynaud eingesetzt werden.

3.1.5.3 Lokalanästhetika

Procain wurde 1905 durch Modifikation des Cocains (dem ersten angewandten Lokalanästhetikum) synthetisiert. Die Substanzen bestehen aus einem aromatischen Anteil sowie einer über eine Zwischenkette angehängten Aminogruppe.

Die Wirkung beruht auf einer reversiblen Blockade der Ausbildung von Aktionspotentialen und der Reizleitung durch Einflußnahme auf die Nervenmembran. Wichtig ist dabei zu wissen, daß prinzipiell sämtliche Nerven durch Lokalanästhetika blockiert werden können. Periphere sensible Nerven werden jedoch u. a. aufgrund der dünnen bzw. fehlenden Myelinschicht eher blockiert als andere Nervenfasern.

Prinzipiell sind mit Lokalanästhetika drei Formen der Anästhesie möglich:

- **Oberflächenanästhesie**
- **Infiltrationsanästhesie**
- **Leitungsanästhesie**

Weitere Einsatzmöglichkeiten sind die intravenöse regionale Sympathikusblockade, die lokale Sympathikusblockade, die Triggerpunktinfiltration und Infusionen mit Lokalanästhetika bei zentralen bzw. neuropathischen Schmerzen. Eine weitere Möglichkeit stellt die rückenmarksnahe Applikation des hyper- oder isobaren Lokalanästhetikums dar. Hierbei kann zwischen der Spinal- und der Epiduralanästhesie unterschieden werden. Bei der Spinalanästhesie wird das Anästhetikum unterhalb von L2 in den Spinalkanal (in 4–7 cm Tiefe) injiziert. Die epidurale Punktion hingegen ist über die gesamte Länge der Wirbelsäule hin möglich. Indikationen für Spinal- und Epiduralanästhesie in der Schmerztherapie sind z. B. die periphere arterielle Verschlußkrankheit (pAVK), Entbindungen, die sympathische Reflexdystrophie, Zosterneuralgien und Tumorleiden.

Wichtigste Nebenwirkungen sind Allergien, zentralnervöse und kardiovaskuläre Komplikationen sowie Methämoglobinämie bei Prilocain.

Procain wird heute vor allem zur Neuraltherapie eingesetzt.

Lidocain und **Mepivacain** können für alle Anästhesieformen verwendet werden. Die Wirkung ist mittellang. Die Einzeldosis beträgt 100–200 mg, bei Adrenalinzusatz auch bis zu 500 mg.

Ähnliches gilt für **Prilocain**. Es sollte jedoch für eine längerdauernde Anästhesie aufgrund der oben genannten Nebenwirkungen nicht verwendet werden.

Etidocain ist potenter als Lidocain und kann aufgrund seiner Lipidlöslichkeit auch zu motorischen Blockaden führen.

Bupivacain ist ein langwirksames, hochpotentes Anästhetikum, welches für eine längerdauernde Schmerztherapie (postoperative oder chronische Schmerzen) geeignet ist.

3.1.5.4 Biphosphonate

Biphosphonate hemmen Osteoklasten und sind bei Knochenschmerzen wirksam. Wichtige Indikationen sind z.B. Osteoporose, M. Paget, Plasmozytom und Knochenmetastasen. Aufgrund der schlechten oralen Resorption und langen Halbwertszeit bietet sich die i.v. Gabe an.

3.2 Spezielle Methoden in der Schmerztherapie

3.2.1 Rückenmarksnahe/intrathekale Applikation von Opioiden

Das Verfahren ähnelt der bereits beschriebenen Spinal- bzw. Epiduralanästhesie. Die auf diese Weise rezeptornah applizierten Opioide wirken prä-/postsynaptisch schmerzhemmend. Bei langer Wirksamkeit werden hier nur niedrige Konzentrationen an Opioiden benötigt, da kein eigentlicher Opioid-Metabolismus vorliegt, und der Abtransport bzw. die Diffusion langsam erfolgt. Außerdem ist hiermit im Gegensatz zu systemischer Opioidgabe auch eine lokale/segmentale Analgesie möglich. Die gebräuchlichsten Opioide für die rückenmarksnahe Applikation sind Morphin und Buprenorphin, die mittels verschiedener Kathetersysteme verabreicht werden:

▸ **Epiduralkatheter mit (untertunnelter) Außenableitung**[1]
▸ **(Intrathekalkatheter mit Außenableitung)**[1,2]
▸ **Epiduralkatheter mit Port**
▸ **(Intrathekalkatheter mit Port)**[2]
▸ **Epiduralkatheter mit implantierbarer Pumpe**
▸ **Intrathekalkatheter mit implantierbarer Pumpe**

[1] Kombination mit extern tragbarer Pumpe möglich   [2] hohes Infektionsrisiko

Katheter mit Außenableitung sind als primäre Therapieform geeignet. Die Applikation kann jeweils mittels Spritze als Bolus oder per tragbarer Pumpe (z.B. Deltec-CADD-PCA-Pumpe/Fa. Pharmacia, Chronomat/Fa. Fresenius) kontinuierlich oder als Bolus (PCA) erfolgen.

PCA (patientenkontrollierte intravenöse Schmerztherapie):

Bei der PCA erfolgt eine permanente Applikation des Analgetikums über eine Pumpe. Der Patient kann selbst bei Bedarf eine Bolusinjektion abrufen, wobei programmierbare Sperrzeiten möglich sind, innerhalb derer kein Bolus abrufbar ist.

Bringt die rückenmarksnahe Applikation den gewünschten Erfolg, sollte – insbesondere um eine ambulante Versorgung zu ermöglichen – die Implantation eines Portsystemes bzw. einer implantierbaren Pumpe erwogen werden [87]. Die Lebenserwartung des Portsystems sollte mindestens 3 Monate betragen. Beim Portsystem wird ein mit dem Katheter verbundenes Reservoir subkutan implantiert. Das Reservoir ist mit einer selbstabdichtenden Membran versehen, die mit entsprechenden Nadeln (Typ Huber oder Surecan) mehrere hundert Mal punktiert werden kann.

- Portsysteme nur mit Spezialnadeln punktieren!
- Punktionsort wechseln (z. B. im Uhrzeigersinn)!

Die Analgetikagabe kann durch Injektion bzw. über eine externe Pumpe erfolgen. Implantierbare Pumpensysteme verfügen über ein Reservoir, das den Patienten für mehrere Wochen unabhängig machen kann. Es existieren auch Gerätetypen, die bei Bedarf eine Bolusgabe ermöglichen. Für diese Systeme sollte die zu erwartende Lebenserwartung bei mindestens 6 Monaten liegen.

Eine weitere spezielle Applikationsform stellt die intraventrikuläre Opioidgabe dar.

Meist werden mit der rückenmarksnahen Opioidtherapie chronische Schmerzen bei malignen Grunderkrankungen therapiert. Die Indikation ist in der Regel gegeben

▸ **bei insuffizientem analgetischen Effekt der oralen bzw. parenteralen Opioidtherapie** (in Kombination mit peripher wirksamem Analgetikum, Koanalgetika etc.)

▸ **bei suffizienter parenteraler Analgetikatherapie, die jedoch aufgrund der Zeitintervalle** (von ärztlicher Seite z. B. Mehrfachhausbesuch pro Tag, von seiten des Patienten z. B. unterbrochene Nachtruhe, Abhängigkeit vom Schmerztherapeuten, fehlende individuelle Freiheit) **nicht auf längere Zeit praktikabel erscheint**

▸ **bei opioidbedingten Nebenwirkungen** (diese sind bei der rückenmarksnahen Opioidtherapie in der Regel geringer)

▸ **vor geplantem schmerztherapeutischen Eingriff.**

Wichtigste Nebenwirkungen bzw. Komplikationen sind Übelkeit und Erbrechen. Anfangs kommt es nicht selten zu hypotonen Kreislaufstörungen. Eine besondere Gefahr stellt die sogenannte späte Atemdepression und aufgrund der Applikationsform die Meningitis dar.

Evtl. kann auch eine rückenmarksnahe Kombinationstherapie mit Opioiden und Clonidin erfolgen (s. o.).

3.2.2 Elektrostimulationsverfahren

Der Mechanismus der Schmerzhemmung durch Neurostimulationsverfahren ist noch ungeklärt. Möglicherweise kommt es dadurch spinal bzw. supraspinal zur Aktivierung von Hemmsystemen und zur Freisetzung von Endorphinen. Es werden prinzipiell drei Formen der elektrischen Nervenstimulation unterschieden, die

- **transkutane elektrische Nervenstimulation (TENS)**
- **Rückenmarks- oder Hinterstrangstimulation (SCS = spinal cord stimulation, DCS = dorsal column stimulation, ESES = epidurale spinale Elektrostimulation)**
- **Hirnstammstimulation (DBS = deep brain stimulation).**

Die Elektroden werden entweder auf der Haut aufgebracht oder implantiert. Abgegeben werden meist Rechteckimpulse, wobei die Amplitude (bis 80 mA), die Impulsdauer (30–350 µs) und die Frequenz (1–200 Hz) variabel sind.

Vorsicht bei Schrittmacherpatienten!

Indikationen für TENS sind periphere Schmerzen des Bewegungsapparates sowie der Haut, neurogene Schmerzen sowie Amputations- und Phantomschmerzen. Aufgrund der praktisch fehlenden Nebenwirkungen sollte bei diesen Schmerzsymptomen prinzipiell ein Therapieversuch mit TENS unternommen werden. DCS wird mit gutem Erfolg bei Ischämieschmerzen, Phantomschmerzen, sympathischer Reflexdystrophie, bei Rhizopathien nach Bandscheibenoperationen sowie bei inkompletten Nerven- bzw. Plexusläsionen eingesetzt. DBS kann u. a. bei Gesichtsschmerzen Linderung bringen.

3.2.3 Neurolyse

Eine therapeutische Neurolyse, also eine – im Gegensatz zur Nervenblockade durch Lokalanästhetika – irreversible Zerstörung von Nerven, erfolgt durch Applikation von chemischen Substanzen in Nervennähe. Indikation für neurolytische Verfahren, die nur in Schmerzzentren durchgeführt werden, sind chronische, sonst nur schwer therapierbare Schmerzen bei malignen Grundleiden.

Vor geplanter Neurolyse unbedingt Aufklärung des Patienten über Nutzen, Risiken und Komplikationen sowie andere Therapiemöglichkeiten (schriftlich fixieren!). **Erfolgreiche Neurolyse = erfolgreiche Nervenzerstörung!**

3.2.4 Kryotherapie

Die Kryotherapie erfolgt durch kurzzeitige (Minuten) Anwendung von Temperaturen zwischen –60 und –80°C. Im Gegensatz zur Neurolyse kommt es dadurch jedoch nur zu einer reversiblen Nervenblockade. Daher unterscheiden sich auch die Indikationen. Gute Erfolge lassen sich mit Kryotherapie bei Trigeminusneuralgien und anderen chronischen Schmerzzuständen (Gesichtsschmerz, Postthorakotomieschmerz und andere Schmerzen durch periphere Nerven) erzielen. Die Kryotherapie ist dabei jedoch eine Methode der 2.–3. Wahl und wird erst nach dem Versagen sonst üblicher medikamentöser Therapie und bei Ablehnung operativer Verfahren angewandt.

3.2.5 Strahlentherapie

Bei der Strahlentherapie muß zwischen einer kurativen und palliativen Zielsetzung unterschieden werden. Im Rahmen der Schmerztherapie handelt es sich meist um Patienten mit fortgeschrittenem malignem Grundleiden, bei denen die Strahlentherapie – palliativ – die Lebensqualität verbessern soll. Dabei sind die Ergebnisse hinsichtlich der Schmerzlinderung durchaus günstig [57].

Wichtigste Indikationen dabei sind Schmerzen bei Knochen- und Weichteilmetastasen, z. B. durch Kompression von Gefäß- und Nervenstrukturen. Bestrahlungen bei drohenden pathologischen Frakturen, Kompression bzw. Stenosierung von Hohlorganen, drohenden Ulzerationen bzw. Blutungen können auch im Sinne einer prophylaktischen Schmerzbestrahlung verstanden werden.

3.2.6 Psychologische Aspekte und Methoden zur Behandlung chronischer Schmerzen

Da Schmerz sowohl durch somatische wie auch psychische Komponenten ausgelöst und beeinflußt wird [46], ist es verständlich, daß zur Schmerztherapie auch psychologische Verfahren eingesetzt werden können, insbesondere in der Therapie chronischer Schmerzen. Es würde den Umfang dieses Praxisratgebers sprengen, alle psychologischen Aspekte und Verfahren auch nur in Stichworten abzuhandeln. Es kann hier deshalb nur ein kurzer Hinweis folgen, als Anreiz für den behandelnden Arzt, sich gegebenenfalls weiter zu informieren (mit Hilfe von Schmerzkliniken bzw. niedergelassenen Psychologen mit schmerztherapeutischen Kenntnissen).

Folgende Methoden der psychologischen Schmerztherapie stehen zur Verfügung:

- **Entspannungsverfahren, wie progressive Muskelentspannung nach Jacobson und autogenes Training (bei chronischen Schmerzen mit Muskelverspannung jeglicher Genese)**

- **Hypnose (bei Phantom-, Tumor-, Zahn-, Spannungskopfschmerz und Migräne)**

- **Biofeedback (bei Rücken-, Spannungskopfschmerz und Migräne)**

- **operante Verfahren – meist stationär (bei Analgetika- bzw. Medikamentenmißbrauch). Operante Verfahren beruhen auf der Lerntheorie und versuchen, schmerzbezogene Verhaltensweisen zu ändern. Sie werden meist in spezialisierten Kliniken angewandt.**

- **kognitiv-verhaltenstherapeutische Verfahren (bei chronischen Schmerzen insbesondere bei psychosozialen Problemen, physischen oder psychischen Belastungssituationen).**

In der Regel wird es um eine psychologische Mithandlung gehen.

3.2.7 Schmerztherapeutische Einrichtungen

Der Großteil der – insbesondere akuten – Schmerzen kann bereits primär in der Praxis suffizient therapiert werden. Bestimmte Schmerzzustände bedürfen u.a. wegen der zugrunde liegenden Erkrankung stationärer (z.B. akuter Myokardinfarkt) oder operativer (z.B. akute Appendizitis oder neurale Schmerzen bei Bandscheibenvorfall) Therapie.

Was tun bei unbefriedigendem Therapieerfolg?

Klagt der Patient bei erneutem Arztkontakt weiter über Schmerzen, sollte die Diagnose inkl. Differentialdiagnose wie auch die Therapie überdacht werden. Gegebenenfalls sind weitere diagnostische Maßnahmen zu erwägen. In der Regel ist eine Änderung der (in den meisten Fällen medikamentösen) Therapie notwendig.

Häufiger Trugschluß in der Praxis: Ein einmaliger Arztkontakt aufgrund von Schmerzen signalisiere eine erfolgreiche Therapie: Denn möglicherweise hat der Patient infolge weiterbestehender Schmerzen nur den Arzt gewechselt!

Noch ein häufiger Trugschluß: Der Patient klagt beim Zweitkontakt nicht mehr über Schmerzen, und der Arzt nimmt an, sein Patient sei schmerzfrei: Eventuell ist der Schmerz aber bereits chronifiziert, und der Patient hat sich damit abgefunden. Daher stets explizit nach Schmerzen fragen!

Bei weiterbestehenden Schmerzen sollte die konsiliarische Vorstellung bei Kollegen anderer Fachgebiete bzw. die Überweisung zur Mit- oder Weiterbehandlung erwogen werden. In Frage kommen die Fachgebiete

- **Innere Medizin**
- **Neurologie (inkl. Psychosomatik)**
- **Orthopädie**
- **Physikalische Therapie**
- **Chirurgie**
- **HNO**
- **Gynäkologie**
- **Urologie**
- **Neurochirurgie.**

Überweisungen an Radiologen können zur weiteren Diagnostik, aber im Rahmen der interventionellen Radiologie auch zur Therapie (z.B. PTA = perkutane transluminale Angioplastie, Sympathektomie) erfolgen.

Die Vorstellung bei einem Anästhesisten kann in der Regel bereits als Überweisung in eine Art „schmerztherapeutische Einrichtung" verstanden werden. Dazu muß aber festgestellt werden, daß nicht jeder Anästhesist gleichzeitig Schmerztherapeut ist.

Der Arzt sollte nicht zögern, Problempatienten, das sind Patienten, die weiterhin an Schmerzen leiden, bei einer **schmerztherapeutischen Einrichtung** vorzustellen.

Dies sind

▷ **Praxen für Schmerztherapie**
▷ **Schmerzambulanzen**
▷ **Schmerzkliniken.**

Wie finden Sie die nächste bzw. am besten geeignete schmerztherapeutische Einrichtung? Sie finden sie im

Schmerztherapeuten-Verzeichnis von R. Könnecke, K. Peters und M. Zimmermann [42].

Als Arzt erhalten Sie es von der Gesellschaft zum Studium des Schmerzes, c/o Herrn Prof. Dr. M. Zimmermann, Physiologisches Institut der Universität Heidelberg, Im Neuenheimer Feld 326, 69120 Heidelberg

Nach den Zahlen im Schmerztherapeuten-Verzeichnis 1993 gibt es in der Bundesrepublik 211 schmerztherapeutische Einrichtungen, darunter 25 Schmerzkliniken, 93 Schmerzambulanzen, 58 Schmerzpraxen und 35 psychologische Einrichtungen zur Schmerztherapie. Die Leitung der Einrichtungen liegt überwiegend in Händen von Anästhesisten. Im klinischen Bereich sind interdisziplinäre Schmerzkonferenzen von besonderer Bedeutung.

Die Effizienz der durchgeführten Schmerztherapie sollte dokumentiert werden [6]. Hierfür sollte sich der behandelnde Arzt, besondere für die bei seinen Patienten häufig vorkommende Schmerzsyndrome, entsprechende Frage- bzw. Dokumentationsbögen anlegen oder beschaffen. Neben der Dokumentation des Therapieerfolges oder auch Mißerfolges ist ein derartiges Dokumentationssystem bei einer interdisziplinären Behandlung oder Vorstellung in einer schmerztherapeutischen Einrichtung hilfreich.

Also: Schmerzen dokumentieren! Dazu möglichst standardisierte Bögen oder Listen verwenden!

3.3 Schmerztherapie bei bestimmten Indikationen
3.3.1 Schmerztherapie in der Notfallmedizin

Die Behandlung akuter Schmerzzustände ist eine wichtige und häufige Aufgabe des Notarztes. Die Schmerzen können dabei ganz unterschiedliche Ursachen haben (Tabelle 6).

Tabelle 6 Mögliche Ursachen schwerer Schmerzen im Notfalldienst

▸ Polytrauma	▸ (perforiertes) Gastroduodenalulkus
▸ Subarachnoidalblutung	▸ Peritonitis
▸ Myokardinfarkt	▸ Extrauteringravidität
▸ Aneurysmablutung	▸ Porphyrie
▸ Aortendissektion	▸ (Pseudo-)Appendizitis (diabetica)
▸ Perikarditis	▸ Malaria, Sichelzellanämie
▸ Lungenembolie	▸ Pyelonephritis
▸ AVK-Thrombose	▸ Herpes zoster
▸ (Spannungs-)Pneumothorax	▸ Gichtanfall
▸ Pleuritis/Pleurodynie-M. Bornholm	▸ Nervenwurzelschädigung
▸ Ileus/Invagination/Volvulus	▸ rheumatische Erkrankungen
▸ Pankreatitis	▸ Migräne
▸ (Gallen-, Nieren-)Koliken	

Auch der Arzt im ärztlichen Notfalldienst oder der Hausarzt werden nicht selten mit derartigen Schmerzen konfrontiert. Wichtig ist hier – wenn möglich, nach Diagnosestellung – die akute analgetische Therapie.

Eine Zusammenstellung von Analgetika für den Notfallkoffer bzw. die Bereitschaftstasche könnte wie folgt aussehen:

I = Indikation, W = Wirkung, M = empfohlene Menge

▸ **1. Opioide**

Tramadol
I: mäßig starke bis starke Schmerzen, z. B. auch bei ischialgieformen Schmerzen etc.
W: geringer Einfluß auf Atmung und Kreislauf. Für die weitere Therapie stehen auch Tr., Kps. und Supp. zur Verfügung
M: 5 Amp. à 100 mg (kein BtM!)

Morphin[BtM]
I: starke bis stärkste Schmerzen, z. B. Myokardinfarkt, Tumorschmerzen
W: gute und rasche Analgesie, relativ lange Wirksamkeit, Atemdepression, geringer Einfluß auf Kreislauf. Für die weitere Therapie sind auch Tbl. und Supp. verfügbar.
M: 4 Amp. à 10 mg

Fentanyl[BtM]
I: stärkste Schmerzen, auch im Rahmen einer Narkose
W: starke und rasche Analgesie, Atemdepression, geringer Effekt auf den Kreislauf, kurze Wirkdauer (< 0,5 h), nur i.v.-Therapie
M: 3 Amp. à 0,1 mg

▶ **2. Nichtopioide Analgetika**

Acetylsalicylsäure
I: Schmerzen (auch bei Migräne, Koliken und besonders im Rahmen von Entzündungen), Hemmung der Thrombozytenaggregation (z.B. arterieller Verschluß/ Thrombose, z.B. bei pAVK, Myokardinfarkt), Fiebersenkung
W: NSAID, nicht bei Kindern (Reye-Syndrom!) und Blutungen, gastrointestinale Beschwerden häufig (bis zu GI-Blutungen)
Cave: Allergien
M: 4 Amp. à 0,5 g + Lösungsmittel

Metamizol
I: akute starke Schmerzen (z.B. nach Trauma, Koliken, Tumorschmerzen), Fiebersenkung
W: neben analgetischer auch spasmolytische Eigenschaft
Cave: Agranulozytose, Schock
M: 5 Amp. à 1 g

(als weiteres Analgetikum eventuell zusätzlich Ketamin)

3.3.2 Kopfschmerzen

Bei Kopfschmerzen muß zwischen primären und symptomatischen Formen unterschieden werden. Symptomatische Kopfschmerzen liegen vor, wenn der Schmerz das Symptom einer organischen oder psychischen Grundkrankheit ist. Bei primären Kopfschmerzen fehlt diese organische Grundkrankheit, und eine Störung führt direkt zum Symptom Kopfschmerz [67].

Eine mögliche Einteilung ist in Tabelle 7 (S. 36) zusammengestellt.

3.3.2.1 Migräne

Bei der Migräne handelt es sich um eine anfallsweise Form von Kopfschmerzen. Sie tritt familiär gehäuft, besonders bei Frauen auf. Die Kopfschmerzen sind häufig einseitig und dauern Stunden bis Tage. Meist finden sich vegetative Begleitsymptome wie Übelkeit und Erbrechen. Nicht selten treten Augensymptome (Augenflimmern, Flimmerskotom = ophthalmologische Migräne, Nystagmus und Lichtempfindlichkeit) oder auch fokale zerebrale Symptome (meist Parästhesien, aber auch Sprachstörungen und passagere Lähmungen = Migraine accompagnée) auf. Die Patienten fühlen sich müde, wirken oft depressiv und sind licht- und lärmempfindlich. Viele Patienten haben vor dem jeweiligen Kopfschmerzanfall bereits neurologische

Tabelle 7 Kopfschmerz-Klassifikation nach der International Headache Society [31]

Primäre Kopfschmerzsyndrome
1. Migräne
2. Spannungskopfschmerz
3. Cluster-Kopfschmerz und chronische paroxysmale Hemikranie
Symptomatische Kopfschmerzsyndrome
4. Verschiedenartige Kopfschmerzformen ohne begleitende strukturelle Läsionen
5. Kopfschmerz nach Schädeltrauma
6. Kopfschmerz bei Gefäßstörungen
7. Kopfschmerz bei nichtvaskulären intrakraniellen Störungen
8. Kopfschmerz durch Einwirkung von Substanzen oder deren Entzug
9. Kopfschmerz bei Infektionen, die primär nicht den Kopfbereich betreffen
10. Kopfschmerz im Rahmen von Stoffwechselstörungen
11. Kopfschmerz bei Erkrankungen des Schädels, der Augen, Ohren, Nase (+ Nasennebenhöhlen), von Mund und Zähnen sowie anderen Strukturen im Kopfbereich
12. Neuralgien im Bereich des Kopfes, Schmerzen bei Affektion von Hirnnerven Deafferenzierungsschmerzen
13. Nicht klassifizierbare Kopf- oder Gesichtsschmerzen

Tabelle 8 Differentialdiagnose häufiger Kopfschmerzformen (Übersicht)

Migräne	anfallsweise Kopfschmerzen, häufig einseitig, meist vegetative Begleitsymptome (Übelkeit, Erbrechen), Augensymptome (Flimmern, Lichtempfindlichkeit), fokale zerebrale Symptome (Paräasthesien), Aura
Cluster-Kopfschmerz	anfallsweise Kopfschmerzen, streng einseitig, häufig vegetative Begleiterscheinungen (Lakrimation, Rhinorrhö, Konjunktivitis) Männer 7mal häufiger betroffen
Spannungskopfschmerz	stets beidseitig, meist ohne vegetative Begleiterscheinungen
medikamenteninduzierter Dauerkopfschmerz	Zusammenhang mit der Medikamenteneinnahme

Erscheinungen (Aura, klassische Migräne). Organische Veränderungen lassen sich jedoch nicht nachweisen.

Für die Kopfschmerzen werden sensorische Nervenfasern an den Hirnarterien verantwortlich gemacht. Dabei spielt eine noradrenerg oder/und serotonerg ausgelöste Gefäßdilatation eine entscheidende Rolle. Außerdem sind weitere Neurotransmitter, wie Substanz P, vasoaktives intestinales Peptid (VIP), Calcitonin gene-related-peptide (CGRP) u. a., beteiligt.

Basisdiagnostik bei Verdacht auf Migräne: Röntgen (Schädel, Halswirbelsäule, Nasennebenhöhlen) und EEG.

Klinisch können Hemikranie, phasenhafter Verlauf, Erbrechen, Flimmerskotom, fokale zerebrale Symptome, klopfender, pulsierender, hämmernder Schmerz sowie familiäres Vorkommen als harte Kriterien für das Vorliegen einer Migräne angesehen werden [67].

Indikationen zur Migräneprophylaxe [20]

▸ mehr als 3–4 Migräneanfälle/Monat

▸ Anfallsdauer länger als 2 Tage

▸ unzureichender Therapieerfolg bei Migräneattacken

Dauer der Prophylaxe: primär 6–9 Monate

Medikamentöse Migräneprophylaxe [68]

▸ **1. Wahl**
  Betarezeptorenblocker

	Metoprolol	(100–200 mg)
	Propranolol	(80–240 mg)
	Atenolol	(50–100 mg)

▸ **2. Wahl**
  Kalziumantagonisten

	Flunarizin	(5–10 mg)

▸ **3. Wahl**
  Serotoninantagonisten

	Pizotifen	(1–3 mg)
	Lisurid	(0,075 mg)
	Methysergid	(2–6 mg)

  Serotonin-/Noradrenalinantagonisten

	Dihydroergotamin	(2–3 mg)

▸ **4. Wahl**
  NSAID

	Naproxen	(500–100 mg)
	Acetylsalicylsäure	(100–300 mg)

  Trizyklische Antidepressiva

	Amitriptylin	(25–100 mg)
	Doxepin	(25–75 mg)
	Clomipramin	(25–75 mg)

  MAO-Hemmer

	Tranylcypromin	(10–20 mg)

Therapie des Migräneanfalles [55, 68]

▸ **Leichter Anfall**

Metoclopramid	20 mg (oral/rektal)
oder	
Domperidon	10–20 mg (oral)
+	
Acetylsalicylsäure	1000 mg (oral)
oder	
Paracetamol	1000 mg (oral/rektal)

▸ **Mittelschwerer Anfall**

Metoclopramid	20 mg (oral/rektal)
oder	
Domperidon	10–20 mg (oral)
+	
Ergotamintartrat	2–4 mg (rektal) bzw. 1,35 mg (Aerosol)
+	
Acetylsalicylsäure	1000 mg (oral)
oder	
Paracetamol	1000 mg (oral/rektal)
oder	
Naproxen	1000 mg (oral/rektal)

▸ **Schwerer Anfall**

Metoclopramid	10 mg (i.m./i.v.) bzw.
Triflupromazin	10–20 mg (i.m./i.v.)
+	
Dihydroergotamin	1 mg (s.c./i.m./i.v.)
+	
Metamizol	500–1000 mg (i.m.) bzw.
Acetylsalicylsäure	500–1000 mg (i.v.)
alternativ: Sumatriptan	6 mg (s.c.)

Indikation für Sumatriptan: Patienten mit unzureichendem Ansprechen auf die oben angeführte Therapie (inkl. häufiger Arbeitsunfähigkeit) oder solche, die einen raschen Wirkungseintritt benötigen (z. B. im Beruf, Urlaub oder bei besonderen familiären Situationen). Die s.c.-Gabe sollte Patienten mit starkem Erbrechen oder Diarrhö vorbehalten sein und ist anfangs ärztlich zu überwachen.

24 h vor und 6 h nach Sumatriptan darf Ergotamintartrat nicht eingesetzt werden!

3.3.2.2 Cluster-Kopfschmerz

Cluster-Kopfschmerzen treten anfallsartig (Dauer 15–60 min, oft mehrfach täglich) und streng einseitig, meist im Augen-, Temporal- bzw. Stirnbereich auf. Der Schmerzcharakter ist teils bohrend, brennend, seltener auch stechend. Häufig finden sich vegetative Begleitsymptome, wie Lakrimation, Ptose, Rhinorrhö bzw. verstopfte Nase, Konjunktivitis u. a. Männer sind ca. 7mal häufiger betroffen als Frauen. Die Pathophysiologie ist ungeklärt [20, 67].

Therapie bei Cluster-Attacke [20, 67]

▸ Inhalation von 100% Sauerstoff (7 l/min 5–15 min lang)

▸ Ergotamintartrat-Aerosol 3 Hub à 0,45 mg bzw. 0,5 mg s.c.

▸ Dihydroergotamin 1–2 mg i.v. (+ 500–1000 mg Metamizol)
4%ige Lidocainlösung intranasal (bei 45° rekliniertem und 30° zur betroffenen Seite rotiertem Kopf)

▸ Sumatriptan 6 mg s.c. (bei mehrfach täglichen Attacken)

Prophylaxe bei Cluster-Kopfschmerz [20, 67]

Indikation: Dauer des Cluster-Kopfschmerzes länger als 2 Wochen, schlechtes Ansprechen auf die oben genannte Therapie

▸ Ergotamin 0,5 mg/Dihydroergotamin 1 mg (i.m.) abends bei zu erwartender nächtlicher Cluster-Attacke oder Ergotamintartrat 2 mg alle 12 h (Supp.) für einige Tage

▸ Verapamil 240(–480 mg) (oral)

Falls ohne Effekt:

▸ Lithium (1. Woche 300–600 mg, 2. Woche 600–900 mg, Plasmaspiegel 0,8 mmol/l; Mittel der Wahl bei chronischem Cluster-Kopfschmerz)

▸ Methysergid anfangs 0,5 mg, später bis 6 mg (Mittel der 2. Wahl, Gefahr der Retroperitonealfibrose, Therapiedauer möglichst nicht länger als 3 Monate!)

▸ Prednisolon (40–)80 mg, nach 4 Tagen ausschleichen

3.3.2.3 Spannungskopfschmerz

Im Gegensatz zum Migräne- bzw. Cluster-Kopfschmerz tritt der Spannungskopfschmerz stets bilateral bzw. holokraniell auf. Meist fehlen vegetative Begleiterscheinungen [20]. Eine erhöhte Muskelspannung z. B. am Hals bzw. an der Nacken- oder Stirnmuskulatur sind bei Patienten mit Spannungskopfschmerzen nicht häufiger zu finden als in der Normalbevölkerung. Es wird zwischen episodischem und chronischem Spannungskopfschmerz unterschieden. Pathophysiologisch wird eine Erniedrigung der zentralen Schmerzschwelle diskutiert.

Therapie des Spannungskopfschmerzes [20, 67]

Episodischer Spannungskopfschmerz

▶ Acetylsalicylsäure 500–1000 mg (oral)

▶ Paracetamol 500–1000 mg (oral/rektal)

▶ Naproxen 250–500 mg (oral/rektal)

▶ Ibuprofen 400–600 mg (oral/rektal)

Chronischer Spannungskopfschmerz

▶ Amitriptylin oder Doxepin 25–50 mg bzw. Amitriptylinoxid 30–60 mg abends

▶ progressive Muskelrelaxation nach Jacobson, Biofeedback

▶ Physiotherapie (Wärmeapplikation, Dehnungsübungen, Massagen)

3.3.2.4 Medikamenteninduzierter Dauerkopfschmerz

Eine weitere wichtige Form des Kopfschmerzes in der Praxis stellt der medikamenteninduzierte Dauerkopfschmerz dar. Wichtigste Therapiemaßnahme ist die Aufklärung des Patienten über den Zusammenhang mit der Medikamenteneinnahme. Der bei dem Medikamentenentzug möglicherweise auftretende Entzugskopfschmerz kann z. B. mit Acetylsalicylsäure 500–1000 mg (oral oder i.v.) behandelt werden.

3.3.3 Schmerzen am Bewegungsapparat, Kreuzschmerzen

Schmerzen im Bereich des Bewegungsapparates sowie Kreuzschmerzen sind zusammen mit Kopfschmerzen die häufigsten chronischen Schmerzzustände, die in der Praxis behandelt werden. Im höheren Lebensalter klagen die Patienten überwiegend über Gelenkschmerzen [11].

Stets an den Grundsatz denken: Vor der Therapie steht die Diagnose!

Bei Gelenkschmerzen ist primär abzuklären:

▶ **Arthrose?**

▶ **aktivierte Arthrose?**

▶ **Arthritis?**

▶ **Gelenkveränderungen im Rahmen von Systemerkrankungen (Arthrose/Arthritis)?**

Insbesondere bei der sogenannten aktivierten Arthrose müssen differentialdiagnostisch eine Arthritis urica, rheumatische Arthritis, Chondrokalzinose, traumatisierte Arthrose, Infektarthritis sowie Gelenkbeschwerden mit Entzündung im Rahmen von malignen Grunderkrankungen in Erwägung gezogen werden. In der Regel sind hierfür der Einsatz von bildgebenden Verfahren sowie Laboruntersuchungen notwendig.

Bei der Therapie nehmen NSAID eine zentrale Stellung ein.

Jedoch sind folgende Punkte zu bedenken:

1. Arthrosen sind durch Untergang des Knorpelgewebes gekennzeichnet und werden häufig durch Fehlbelastungen und mechanische Beanspruchung unterhalten. Der Patient klagt über Schmerzen überwiegend bei Bewegung. Häufig ist das Knie- oder Hüftgelenk betroffen. Bei fehlender entzündlicher Komponente sollte mit **reinen Analgetika** (Paracetamol, niedrig dosierter Acetylsalicylsäure oder auch schwach wirksamen Opioiden) oder bei Muskelschmerzen und Morgensteife mit Muskelrelaxanzien therapiert werden [48, 59]. Auch die Arzneimittelkommission der Deutschen Ärzteschaft hat sich dafür ausgesprochen, bei chronischen – auch nicht tumorinduzierten – Schmerzen Opioide für den leidenden Patienten einzusetzen, wenn andere Mittel keinen befriedigenden Therapieerfolg brachten [7]. Als mögliche Opioide seien hier nochmals Dextropropoxyphen, Tilidin-Naloxon und Tramadol genannt [15, 43, 82]. Bei der Therapie sollten besonders länger wirksame Substanzen oder retardierte Galenikformen angewandt werden. Vorsicht mit Analgetika ist beim Belastungsschmerz geboten, der im Frühstadium auftritt und ein Warnsignal darstellt.

2. Bei der chronischen Polyarthritis (cP) können **Kortikosteroide** indiziert sein: bei akuten Schüben, Cricoarythenoid-Arthritis (100–250 mg Prednisolon i.v.), Tendovaginitis, Befall des Kiefer- oder Sternoklavikulargelenkes (jeweils lokal!), Peri- oder Myokarditis und Pneumonitis. Die Kortikosteroide sollten möglichst nur als Zusatztherapie und niedrig dosiert angewandt werden.

    Für die Langzeittherapie können sogenannte **Basistherapeutika (Chloroquin, Goldsalze, D-Penicillamin, Salazosulfapyridin)** indiziert sein. Ihre Wirkmechanismen sind meist unbekannt. Der Wirkungseintritt ist erst nach Wochen bzw. Monaten zu erwarten. Sie sind langwirksam und vermögen die Progredienz der Erkrankung aufzuhalten. Allen Basistherapeutika gemeinsam sind teils schwerwiegende Nebenwirkungen (NW) (u. a. allergische Hauterscheinungen, Störungen im Magen-Darm-Bereich sowie Blutbildveränderungen) [12], die entsprechende regelmäßige ärztliche Kontrolle notwendig machen.

    Bei fehlendem Therapieerfolg mit Basistherapeutika können als weitere Substanzen Methotrexat, Azathioprin, Interferon gamma, Cyclosporin und die Alkylantien Cyclophosphamid oder Chlorambucil angewendet werden. Dabei ist zu beachten, daß die Toxizität von Methotrexat durch die gleichzeitige Einnahme von NSAID erhöht wird. Diese Kombination also vermeiden!

3. Akute Gelenkschmerzen bedürfen rasch wirksamer Schmerzmittel bzw. Applikationsformen. Aufgrund der angeführten Nebenwirkung und der damit verbundenen Anwendungseinschränkungen wie auch Auflagen (z. B. Überwachung bei parenteraler Applikation von NSAID) sind parenteral applizierbare Opioide, die nicht der BtMVV unterliegen, eine gute Alternative. Die Therapie kann bei Entzündungssymptomatik gegebenenfalls mit einem NSAID fortgesetzt werden.

4. Bei Gelenkbeschwerden im Rahmen von Stoffwechsel- bzw. Systemerkrankungen müssen primär die Grundkrankheiten therapiert werden. Wichtige Erkrankungen in diesem Zusammenhang sind Gicht, Chondrokalzinose, Ochronose, Hyperparathyreoidismus, Hypothyreose, Diabetes, Hämochromatose und Hämophilie.

5. Nichtmedikamentöse Verfahren bei Gelenkschmerzen sind

   - **Gewichtsreduktion**
   - **Physikalische Therapie (Krankengymnastik/Bewegungstherapie, Balneotherapie, Kryotherapie, Massagen etc.)**
   - **Orthopädisch-operative Maßnahmen (Umstellungsosteotomie, Allotransplantate)**
   - **Orthopädische Hilfsmittel, Schuhwerk, Gehilfen etc.**

3.3.3.1 Schulter-Arm-Schmerzen

Sie stellen ein häufiges Problem in der Praxis dar. Aufgrund der Vielzahl an möglichen Ursachen für die Beschwerden wird meist vom Schulter-Arm-Syndrom gesprochen. Neben den Arthropathien (Akromioklavikulargelenk, Schultergelenk) und den periartikulären Beschwerden (Periarthritis humeroscapularis, Bursitis subdeltoidea, Supra- oder Infraspinatustendinitis) gibt es eine Vielzahl von projizierten Schulterschmerzen, die einer speziellen Therapie bedürfen (Tabelle 9).

Die Therapie der artikulären Schulterschmerzen unterscheidet sich nicht von der bereits angeführten Therapie der Arthrose bzw. Arthritis. Bei Nervenwurzelschädigungen können neben Analgetika (NSAID/Opioide) auch Kortikosteroide indiziert sein. Weitere Therapiemöglichkeiten sind speziell hier das Tragen einer Schanz'schen Krawatte oder operative Maßnahmen, wie Dekompression. Die myofaszikulären Schmerzen sind durch umschriebene Triggerpunkte gekennzeichnet, deren Palpation Schmerzen in verschiedenen Projektionszonen auslösen kann. Die Beschwerden lassen sich durch Physiotherapie und lokale Anästhetikainjektion bessern bzw. beseitigen.

Bei der Fibromyalgie bzw. diffusen Fibrositis treten besonders axiale Schmerzen (Schmerzzentrum Schulter/Nacken) verbunden mit einer allgemeinen Steifheit auf. Die Patienten profitieren häufig von Wärmeapplikation, evtl. medikamentös von geringen Dosen Amitriptylin bzw. von Sedierung [16].

Tabelle 9 Ursachen projizierter Schulterschmerzen (modifiziert nach [16])

Neurologisch	Viszeral
▸ **Rückenmarksläsionen** Tumor Syringomyelie Epiduralabszesse	▸ **Lunge** Lungeninfarkt Pancoasttumor Läsionen des Mediastinums

▸ **Nervenwurzelerkrankungen**
Infektiös
Kompression
    Trauma
    Tumor
    Zervikale Spondylose*
	▸ **Diaphragma**
	Lungenläsionen mit Diaphragmabefall
	Mesotheliom
	Zwerchfelltumor
	Subphrenische Erkrankungen
	    (Pneumoperitoneum, Abszeß)

▸ **Abnormitäten des Plexus brachialis** Trauma Tumor Paralytische Brachialneuritis	▸ **Herz** Perikarditis Koronarinsuffizienz

▸ **Periphere Nervenirritation durch Einklemmung**
N. suprascapularis
N. dorsalis scapulae
N. musculocutaneus
N. accessorius
N. medianus bei Suprakondylarhöcker
N. medianus im Karpaltunnel*
	▸ **Gastrointestinal**
	Zwerchfellirritation
	    Pneumoperitoneum
	    Subphrenischer Abszeß
	    Pankreatitis
	Cholezystitis/Choledocholithiasis
	Magen-/Pankreaserkrankungen

▸ **Vaskulär**
Arteriosklerose
Aneurysmen
Thrombophlebitis
Vaskulitis der großen Gefäße
    Aortenbogensyndrom (Takayasu)
    Riesenzellarteritis
	▸ **Neurovaskulär (Thoracic-outlet-Syndrom)**
	Nichtartikulär
	Myofasziale Schmerzen (lokale Fibrositis)
	Fibromyalgie (diffuse Fibrositis)
	
	▸ Andere systemische Krankheiten:
	Polymyalgia rheumatica, Myositis,
	Hyperparathyreoidismus, Hypothyreose

*häufigste Ursachen

3.3.3.2 Kreuzschmerzen

Rücken- bzw. Kreuzschmerzen stellen ein Symptom dar und bedürfen vor (bzw. während) der Therapie unbedingt einer gezielten Diagnostik [45]. Vertebrale, paravertebrale und extravertebrale Ursachen von Kreuzschmerzen müssen unterschieden werden (Tabelle 10, S. 44).

Stechende, ziehende Schmerzen mit Ausstrahlung oder Parästhesien in entsprechenden Dermatomen oder auch Paresen sprechen in der Regel für eine Reizung bzw. einen Ausfall der betreffenden Nervenwurzel (radikuläre Schmerzen). Klopf- und Druck- sowie Bewegungsschmerzen finden sich bei vertebralen Schmerzen. Sogenannte Triggerpunkte und Schmerzen im Schulter- bzw. Beckenbereich sind typisch für paravertebrale Schmerzen. Bewegungsunabhängige Schmerzen mit häufig unauffälligem Befund an der Wirbelsäule sprechen für extravertebrale Ursachen der Kreuzschmerzen.

Auch bei Kreuzschmerzen gilt: Der Schmerz hat in der Regel eine Ursache, die es zu finden und zu behandeln gilt!

Tabelle 10 Mögliche Ursachen für Kreuzschmerzen (nach [45])

vertebral	Spondylarthritiden	▸ Spondylitis ankylosans
		▸ reaktive Spondylitis/Arthritis
		▸ Reiter-Syndrom
		▸ Arthritis/Spondylitis psoriatica
		▸ enterogene Spondylitis/Arthritis
		▸ M. Behcet
	infektiös	▸ Spondylitis/ Spondylodiszitis
		▸ (Poly-)Radikulitis
	Neoplasma	▸ primär (osteogenes/Ewing Sarkom)
		▸ sekundär (Metastasen, Infiltration bei Leukämie, Lymphom oder Plasmozytom)
	Stoffwechselerkrankungen/ Osteopathien	▸ kongenital (Osteogenesis imperfecta, Marfan-, Ehler-Danlos-Syndrom)
		▸ erworben (Osteoporose, Osteomalazie, M. Paget, Chondrokalzinose, Ochronose, Spondylitis hyperostotica-M. Forestier)
	neurogen	▸ Diskusprotusio
		▸ Diskusprolaps
		▸ Syndrom des engen Spinalkanals
		▸ Wurzelkompressionssyndrom
		▸ Spinalis-anterior-Syndrom
	degenerativ-traumatisch	▸ Arthrose
		▸ (Kompressions-)Fraktur
		▸ Luxation – Spondylolisthesis
paravertebral	lokalisiert	▸ myofasziale Schmerzen (lokale Fibrositis)
		▸ Kokzygodynie
		▸ Fettgewebshernien (Copeman Knoten)
	polytop	▸ Fibromyalgie (diffuse Fibrositis)
		▸ Polymyalgia rheumatica
extravertebral		▸ viszerale Neoplasmen
		▸ Aortenaneurysma, Hämatom
		▸ Entzündungsprozesse (z. B. Pankreatitis, auch fortgeleitet)
		▸ Raumforderungen anderer Genese
		▸ weitere Ursachen (z. B. Urolithiasis, Cholelithiasis, Gastroduodenalulkus, Myokardinfarkt, etc.)
		▸ psychogen

Begriffserklärung:

Zervikalsyndrom (meist bedingt durch degenerative Veränderungen an den Processi uncinati und Unkovertebralspalten): Schmerzen und Verspannungen im Bereich der Nacken- und Schultermuskulatur mit Bewegungseinschränkung im Bereich der Halswirbelsäule.

Lumbalgie (meist durch Diskusprolaps oder Arthrose der kleinen Wirbelgelenke): schmerzhafte Bewegungseinschränkung im Bereich der Lendenwirbelsäule mit Bewegungseinschränkung der paravertebralen Muskulatur, dabei eventuell pseudoradikuläre Schmerzen.

Ischialgie bzw. **Lumbischialgie** (meist durch degenerative Veränderungen im Bandscheibenbereich bedingt): Schmerzen im Bereich der unteren Lendenwirbelsäule bzw. im Kreuzbeinbereich mit Ausstrahlung in die betreffenden Wurzeln (z. B. Gesäß, Rückseite des Oberschenkels, Außenseite des Unterschenkels und Fuß).

Kokzygodynie (nicht selten Trauma in der Anamnese): Schmerzen im Steißbein, insbesondere beim Sitzen, eventuell mit Ausstrahlung in die Anal- und Genitalregion.

Die Therapie muß differenziert erfolgen:

Akute Kreuzschmerzen

- Primär Einsatz eines rasch wirksamen Schmerzmittels wie NSAID oder Opioids (z. B. Tramadol parenteral). Zusätzlich eventuell Kortikosteroide oder Muskelrelaxantien.

- Bettruhe und Entlastung (Stufenlagerung, Traktion) bei radikulärer Symptomatik, sonst physikalische Therapie (Wärme/Kälte) und Bewegungstherapie, Muskeldehnung und Massage.

- Manuelle Therapie (Chiropraktik).

- Eventuell sonstige Verfahren, wie Akupunktur, TENS (transkutane elektrische Stimulation), Infiltrationsanästhesie sowie invasive Verfahren (epidurale/periradikuläre Kortikosteroidapplikation, operative Maßnahmen).

Chronische Kreuzschmerzen

- Medikamentös Analgetika (NSAID und/oder Opioide sowie eventuell Muskelrelaxanzien, Carbamazepin oder Antidepressiva (z. B. bei Deafferenzierungsschmerz). Applikation systemisch oder rückenmarksnah.

- Bei radikulären Schmerzen z. B. TENS oder DCS (dorsal column stimulation).

- Wichtige Maßnahmen sind Aufklärung über Ursachen und Zusammenhänge, Rückenschulung sowie Training alltäglicher Bewegungsabläufe (Üben rückenfreundlicher Bewegungsabläufe).

- Die Bewegungstherapie sollte je nach Symptomatik eine Stabilisierung, Mobilisation oder auch Kraftzunahme zum Ziel haben.

- Physikalische Maßnahmen, wie Thermotherapie, Massagen oder auch Methoden der Elektrotherapie, bedürfen eines differenzierten Einsatzes.
- Etwas invasivere Verfahren sind die Neuraltherapie (Injektion eines Lokalanästhetikums an die Nervenwurzel), Akupunktur, Neurolyse oder operative Interventionen.
- Auch psychosoziale Maßnahmen, wie Veränderungen am Arbeitsplatz, Entspannungsübungen, Verhaltenstherapie oder auch psychoanalytische Verfahren, sind zur Schmerztherapie und Schmerzbewältigung häufig notwendig.

Bei chronischen Kreuzschmerzen ist meist eine Kombination verschiedener Behandlungsmaßnahmen notwendig!

3.3.3.3 Polymyalgia arteriitica

Eine weitere Erkrankung, die mit Schmerzen im Bewegungsapparat einhergeht, ist die Polymyalgia arteriitica (rheumatica). Sie ist insbesondere im höheren Alter keine seltene Erkrankung (ca. 1 Erkrankungsfall auf 1000 Patienten, Frauen häufiger betroffen als Männer). Man versteht darunter ein Krankheitsbild, bei dem die Arteriitis temporalis (Horton) mit symmetrischen Schmerzen im Bereich der Schultern und eventuell im Becken-Oberschenkel-Bereich kombiniert sind. Der Beginn ist häufig grippeähnlich mit Fieber und teils schwerem Krankheitsgefühl, Gewichtsverlust und eventuell Depressivität. Es können Augensymptome (Doppelbilder, Visusverlust) und auch zerebrale Ausfälle (TIA, PRIND bis zum apoplektischen Insult) auftreten. Die Diagnosestellung ist wichtig, da bei zu später oder falscher Therapie – neben den genannten Schmerzsymptomen – die Erblindung möglich ist.

Tabelle 11 Therapie der Polymyalgia arteriitica mit Kortikosteroiden

Dosis	0,5–1 mg Prednisolonäquivalent/kg KG/die
bei Mitbefall der kranialen Arterien	1–1,5 mg/kg KG/die
bei Augensymptomen	250 mg/die
bei Visusverlust	1–2 g/die für einige Tage
bei Ansprechen der Therapie	langsame Reduzierung um 5–10 mg/Woche, zuletzt um 1–2 mg/Woche bis auf 5–10 mg/die
Therapiedauer	mindestens 1 Jahr (meist 2–3 Jahre)
Absetzen	nach 1 Jahr bei mindestens 3 Monaten Symptomfreiheit und fehlenden Entzündungsparametern möglich
Um die Kortikosteroiddosis zu verringern und den Therapieerfolg zu verbessern, kann eine Kombinationstherapie mit Methotrexat 10–20 mg/Woche, Cyclophosphamid 100 mg/die oder Dapson 50–100 mg/die indiziert sein.	

3.3.4 Schmerzen bei Tumorpatienten

Tumorpatienten in der Praxis:

1. Sie leiden häufig an Schmerzen.
2. Sie dürfen, da häufig keine Heilung möglich, eine Schmerzlinderung bzw. Befreiung von den Schmerzen um jeden Preis erwarten.
3. Sie werden meist unzureichend therapiert, obwohl eine erfolgreiche Schmerztherapie möglich wäre.
4. Es gilt diesen Mißstand zu beseitigen: Tumorpatienten brauchen eine suffiziente Schmerztherapie!

Klagt der Tumorpatient über Schmerzen, so ist (nach [51]) zwischen folgenden Ursachen zu unterscheiden:

- **tumorbedingte Schmerzen (z. B. durch Infiltration, Verdrängung, Obstruktion, Druckerhöhung)**
- **therapiebedingte Schmerzen (z. B. durch Operation, Radiatio, Chemotherapie)**
- **tumorassoziierte Schmerzen (z. B. Herpes zoster oder Dekubitus bzw. Fehlhaltung infolge Immobilität)**
- **tumorunabhängige Schmerzen (z. B. gleichzeitig bestehende Erkrankung, zusätzlich auftretende Verletzung).**

Wichtige Fragen bei der Therapie von Tumorpatienten:

1. Warum hat der Patient Schmerzen?
2. Welche Möglichkeiten gibt es, diesen Schmerz zu behandeln?
3. Rechtfertigt bzw. fordert das Tumorleiden eine andere Therapie als bei einem Nicht-Tumorpatienten?
4. Wie ist die Prognose bzw. Lebenserwartung?

Auch beim eigentlichen Tumorschmerz (tumorbedingten Schmerz) kann nach dem schmerzauslösenden Pathomechanismus differenziert und entsprechend therapiert werden. Knochen- bzw. Periostschmerzen sprechen häufig gut auf Nichtopioide (NSAID) an. Weitere anwendbare Analgetika sind Opioide, weitere Therapiemöglichkeiten sind z. B. die Schmerzbestrahlung oder operative Maßnahmen. Auch bei Schmerzen infolge einer Infiltration der Weichteile sind die genannten Analgetikagruppen die Mittel der Wahl. Eventuell können hier auch Muskelrelaxanzien und physikalische Maßnahmen hilfreich sein. Schmerzen viszeralen Ursprungs, z. B. durch Infiltration, Dehnung, Kompression oder Entzündung, können ebenfalls primär mit Nichtopioiden und gegebenenfalls Spasmolytika behandelt werden. Bei (eventuell auch rückenmarksnaher) Opiatgabe ist für eine ausreichende Begleitmedikation (cave: Obstipation) zu sorgen. Auch die Neurolyse muß in die Differentialtherapie einbezogen werden.

Schmerzen durch direkte oder indirekte Tumoreinwirkung auf den Nerv können attackenweise oder auch konstant auftreten. Sie bedürfen meist einer anderen Therapie als die bereits genannten Schmerzzustände. Medikamentös kann ein Versuch mit Antidepressiva, Neuroleptika oder Antikonvulsiva unternommen werden. Häufig sind jedoch invasivere Methoden (Periduralanästhesie, Neurolyse, operative Eingriffe) notwendig.

Insbesondere für den chronischen Tumorschmerz wurde von der WHO ein Stufenplan für die symptomatische, analgetische Therapie erstellt.

WHO-Stufenplan zur symptomatischen Schmerztherapie:

1. Stufe: Nichtopioidanalgetika
Acetylsalicylsäure, Paracetamol, Ibuprofen, Naproxen, Diclofenac, Metamizol

wenn ohne ausreichende Wirkung:

2. Stufe: schwache Opioide (+ Nichtopioidanalgetika)
Codein, Dihydrocodein, Dextropropoxyphen, Tilidin-Naloxon, Tramadol

wenn ohne ausreichende Wirkung:

3. Stufe: starke Opioide (+ Nichtopioidanalgetika)
Morphin, Buprenorphin, Methadon

wenn ohne ausreichende Wirkung,
spätestens jetzt Kontaktaufnahme mit einer schmerztherapeutischen Einrichtung!

(in jeder Stufe zusätzlich z. B. adjuvante Maßnahmen, wie Koanalgetika etc.)

Meist handelt es sich bei der Behandlung tumorbedingter Schmerzen um eine Dauertherapie. Dabei gelten (wie auch bei nicht-tumorbedingten Schmerzen) die Therapieziele

- **bei akuten Schmerzen**   Schmerzlinderung
- **bei chronischen Schmerzen**   Schmerzverhinderung

Für die Analgetikagabe gilt, daß möglichst eine individuelle orale Dosis nach einem Zeitplan und einer genauen Einnahmeanleitung vom Patienten selbst eingenommen wird. Außerdem ist dem Patienten eine Zusatzmedikation für den Bedarfsfall zu verordnen. Wirkung und Nebenwirkungen sind regelmäßig zu überprüfen. Bei Opioidgabe ist eine Begleitmedikation (Antiemetikum, Laxans) indiziert. Als mögliche Opioide sind besonders Tramadol (WHO Stufe II) und Morphin (WHO Stufe III) [40, 53, 77, 85, 90] herauszustellen. Beide sind in unterschiedlichsten galenischen Zubereitungen verfügbar und weisen keinen Ceiling-Effekt auf. Der Einsatz von Koanalgetika (z.B. Antidepressiva, Carbamazepin, Neuroleptika, Kortikosteroide u.a.) muß in die Therapieplanung miteinbezogen werden [83, 87]. Bei schwerkranken Tumorpatienten mit Schluckstörungen kann evtl. auch zu Hause eine kontinuierliche subkutane Schmerztherapie (z.B. mit Metamizol/Morphin) mittels Infusionspumpe versucht werden [60]. Bei Problemen sollte man sich frühzeitig an eine schmerztherapeutische Einrichtung wenden. Besonders wichtig ist die psychische Betreuung des Patienten.

3.3.5 Postoperative Schmerzen

Der zu operierende Patient erwartet von der Narkose bzw. Anästhesie, daß der Eingriff schmerzfrei und möglicherweise ohne Bewußtsein erfolgt. Nach der Operation darf der Patient erwarten, daß alles getan wird, den postoperativen Verlauf und Genesungsprozess möglichst schmerzarm zu gestalten. Postoperative Schmerzarmut bzw. Schmerzfreiheit kann dazu beitragen, Komplikationen zu mindern und den Genesungsprozess zu fördern. Ohne bzw. mit weniger Schmerzen ist die Stimmung des Patienten in der Regel besser und er kann an entsprechenden physiotherapeutischen Maßnahmen teilnehmen.

Gefahren liegen in einer übermäßigen Sedierung (Immobilisation, Atemdepression) und in einer möglichen Überbelastung, wenn der Schmerz als Warnsymptom ausgeschaltet wird.

Bei der medikamentösen Therapie des postoperativen Schmerzes kann ähnlich wie beim tumorbedingten Schmerz vorgegangen werden [79]. In der frühen postoperativen Phase werden dabei jedoch häufig invasive Therapieformen (parenterale Analgetikagabe, Periduralkatheter etc.) und hochpotente Analgetika benötigt. Das Stufenschema der WHO wird hierbei teils rückwärts durchlaufen. Dies ist jedoch durch die Natur der Sache bedingt. Schließlich erwarten Patient und Therapeut durch den Eingriff eine Heilung bzw. zumindest Besserung.

3.3.6 Trigeminusneuralgie

Bei der (idiopathischen) Trigeminusneuralgie handelt es sich um chronische, attackenweise auftretende, einseitige Gesichtsschmerzen. Die meist über sechzig Jahre alten Patienten (mehr Frauen als Männer) klagen über sehr starke, blitz- oder messerstichartige Schmerzen, die meist auf den 2. oder 3. Trigeminusast beschränkt sind. Begleitsymptome fehlen, zwischen den Anfällen sind die Patienten in der Regel beschwerdefrei. Die Schmerzattacken sind durch bestimmte Reize (z. B. Berührung von Triggerpunkten) auslösbar.

Therapie der Trigeminusneuralgie: Bei der medikamentösen Therapie ist Carbamazepin Mittel der Wahl [28, 63, 69].

Mittel der 2. und 3. Wahl sind Baclofen und Phenytoin.

Invasive Therapiemethoden sind die
- **ganglionäre lokale Opioidanalgesie (GLOA)**
- **operative Dekompression nach Jannetta**
- **Thermorhizotomie (bei älteren Patienten)**
- **perkutane Chemonukleolyse**

Gesichtsschmerzen trotz Carbamazepintherapie:
1. Ist die Diagnose „Trigeminusneuralgie" korrekt?
2. Vorstellung bei einer schmerztherapeutischen Einrichtung erwägen.

3.3.7 Stumpf- und Phantomschmerzen

Etwa zwei Drittel der amputierten Patienten leiden nach der akuten postoperativen Phase an chronischen Schmerzen. Ursächlich für diese Stumpfschmerzen sind lokal bedingte Reizungen der Nozizeptoren (meist gut lokalisierbarer somatischer Schmerz) bzw. im Rahmen der Amputation erfolgte Nervenverletzungen (häufig brennender, neuralgischer Schmerz). Phantomschmerzen treten meist kurz nach der Amputation auf, aber auch noch Jahre später. Ihr Schmerzcharakter ist unterschiedlich, oft stechend, einschießend oder bohrend. Sie lassen sich häufig durch äußere Einwirkungen beeinflussen bzw. auslösen (Triggerpunkte).

Die Pathophysiologie des Phantomschmerzes ist komplex, wobei die Ursache peripher, auf spinaler und auf supraspinaler Ebene zu suchen ist [19].

Wichtig für den Therapieerfolg ist ein möglichst frühzeitiger Beginn der Therapie, bereits in der Klinik, mit folgenden Maßnahmen:

- Leitungsanästhesie
- Calcitonin i.v. (Dauer ca. 5–10 Tage).

Ein später Therapiebeginn hat nur eine geringe Chance auf Beschwerdefreiheit (ca. 1 : 3). Dementsprechend existieren eine große Anzahl an Therapieverfahren:

- **Kryoalgesie (von Triggerpunkten)**
- **TENS (bei seltenen Schmerzen)**
- **Trizyklische Antidepressiva (bei Dauerschmerzen)**
- **Carbamazepin (bei einschießendem Schmerzcharakter)**
- **Opioide (bei chronischen Schmerzen)**
- **Sympathikusblockaden (bei brennendem Schmerzcharakter)**
- **Psychologische Verfahren und Mitbetreuung (essentiell)**
- **DREZ-Läsion (= dorsal root entry zone lesion) (Ultima ratio?)**

Stumpf- oder Phantomschmerzen:
1. Die Patienten betreiben häufig einen Schmerzmittelmißbrauch!
2. Die Patienten sollten frühzeitig einer schmerztherapeutischen Einrichtung vorgestellt werden!
3. Nachamputationen und Stumpfkorrekturen sind nur bei Stumpfschmerzen in wenigen Fällen indiziert, bei Phantomschmerzen sind operative Maßnahmen am Stumpf kontraindiziert!

3.3.8 Sympathische Reflexdystrophie (SRD)

Unter dem Oberbegriff „sympathische Reflexdystrophie" werden mehrere, klinisch ähnlich verlaufende Krankheitsbilder zusammengefaßt [19, 70], die

- **posttraumatische Dystrophie**
- **Sudeck'sche Dystrophie**
- **Algodystrophie**
- **Kausalgie**
- **Schulter-Hand-Syndrom.**

Die SRD kann als eine Trias aus autonomen, motorischen und sensiblen Störungen definiert werden, die nach einem schädigenden Ereignis – jedoch unabhängig von dessen Art und Lokalisation – meist akut im distalen Bereich der betroffenen Extremität auftritt [8].

Sympathische Reflexdystrophie:
Wichtig und zugleich schwierig ist die Frühdiagnose!

Der Arzt in der Praxis sieht diese dystrophischen Störungen etwa bei Patienten, die nach einer Fraktur für längere Zeit einen Gipsverband tragen müssen, wenn sie aus der Klinik bereits wieder in seine Obhut entlassen wurden.

Mögliche Symptome sind: Schwellung, Temperaturunterschiede, gestörte Schweißsekretion, glänzende, teils rötlich-livide Hautveränderungen, verminderte Kraft, eingeschränkte Beweglichkeit, Tremor, brennende (teils stechende, einschießende) Schmerzen und gestörte Berührungsempfindung.

Eine kontinuierliche Regionalanästhesie während der Operation sowie die Gabe eines NSAID (z.B. Diclofenac), egal ob operiert werden muß oder nicht, stellt die beste Prophylaxe einer SRD dar.

Bei der Therapie nehmen physikalische (Balneo-, Kryotherapie, Hochlagerung, Lymphdrainage) und krankengymnastische Maßnahmen eine zentrale Stellung ein.

Bei entsprechender Klinik (Lokalbefund, starke Schmerzen) sollte frühzeitig invasiv therapiert werden durch

- **intravenöse regionale Sympathikusblockade (IVRSB)**
- **Stellatumblockade**
- **lumbale Grenzstrangblockade**
- **kontinuierlich Regionalanästhesie.**

Die bei der IVRSB kurzzeitig auftretende Zunahme der Schmerzen kann auch als diagnostisches Kriterium verwendet werden. In der Regel bessert sich der Befund wie auch die Schmerzsymptomatik rasch. Wiederholungen der Blockaden sind jedoch häufig notwendig. Zusätzlich kann eine transkutane elektrische Nervenstimulation (TENS) versucht werden.

Zur medikamentösen Schmerztherapie liegen derzeit keine überzeugenden Ergebnisse vor. Von folgenden Substanzen sind u.a. positive Effekte berichtet bzw. zu erwarten: Calcitonin, Kortikosteroide, NSAID, Sympathikolytika.

Für die Prognose ist ein frühzeitiger Therapiebeginn entscheidend. Häufig bleiben Funktionseinbußen an der betroffenen Extremität.

3.3.9 Diabetische Neuropathie

Die diabetische (Poly-)Neuropathie ist zusammen mit der alkoholbedingten Nervenschädigung in der Bundesrepublik die häufigste Form der Polyneuropathien. Meist führt sie zu sensiblen Störungen (Mißempfindungen, Schmerzen), seltener zu motorischen Ausfällen (Lähmungen) und zu trophischen Störungen (diabetischer Fuß). Die Pathogenese ist komplex. Metabolische, trophische und vaskuläre Einflüsse dürften ursächlich sein.

Die Entstehung einer diabetischen Polyneuropathie zu verhindern, ist besser als jede Therapie!

Optimierung der Diabeteseinstellung!

Da keine spezifische oder selektive Therapie existiert, beruht die Therapie überwiegend auf Empirie. Wichtigster Punkt ist eine (sehr) gute Diabeteseinstellung (Kontrolle des HbA1c-Wertes). Als Analgetika werden primär Acetylsalicylsäure oder Paracetamol, bei starken Schmerzen z.B. Tramadol empfohlen [71]. Bei Krämpfen können Muskelrelaxanzien oder chininhaltige Präparate versucht werden. Carbamazepin ist bei neuralgischen bzw. kausalgiformen Schmerzen indiziert. Für die Dauertherapie der Polyneuropathien eignen sich besonders Antidepressiva und Neuroleptika in niedriger bis mittlerer Dosierung. Zusätzlich sollten dem Patienten physikalische Therapieformen (inkl. Nervenstimulation) angeboten werden. Bei hartnäckigen Beschwerden kann auch die (medikamentöse) Blockade des entsprechenden Nerven indiziert sein.

Der Nutzen von Vitaminen, Enzymen und Gangliosiden ist entweder nicht belegt oder aufgrund teils schwerwiegender Nebenwirkung bei Nutzen-Risiko-Abwägung nicht vertretbar. Ebenfalls kritisch zu bewerten sind γ-Linolensäure- und Prostaglandinpräparate. Die α-Liponsäure scheint positive Effekte aufzuweisen. Zu bemerken ist, daß sie nur in der Bundesrepublik derart häufig angewandt wird.

4 Compliance

Jeder Arzt weiß, daß die Führung von Schmerzpatienten nicht einfach ist. Deshalb muß der Arzt seinem Schmerzpatienten folgende Dinge verständlich machen:

1. **Die vom Patienten geschilderten Schmerzen und Probleme werden ernst genommen.**
2. **Es wird alles versucht werden, den Patienten von den Schmerzen zu befreien oder diese zumindest zu lindern.**
3. **Als Arzt ist er diesbezüglich Fachmann bzw. Spezialist und in der Lage, dies zu tun. Ggf. geschieht es auch durch Hinzuziehen eines anderen Arztes (z. B. Schmerztherapeut etc.).**

Durch Verwendung von entsprechenden Schmerzfragebögen, Schmerztagebüchern bzw. -kalendern und anderen Hilfsmitteln sowie z.B. das Anbieten einer Schmerzsprechstunde kann der Arzt dazu beitragen, diese Professionalisierung zu unterstreichen. Auch das Aushändigen einer Patientenbroschüre über Schmerz bzw. Schmerzbehandlung ist hilfreich. Dabei soll eine derartige Broschüre natürlich nicht das ärztliche Gespräch ersetzen. Sie hat den Zweck, das mit dem Patienten Besprochene zu ergänzen und den Patienten die Möglichkeit zu verschaffen, zu Hause evtl. mit den Angehörigen alles noch einmal nachzulesen. Auch sind evtl. Illustrationen für den Patienten häufig verständlicher als Erklärungen im Arzt-Patienten-Gespräch. Verwendet der Patient einen Schmerzkalender, so ist der behandelnde Arzt in der Lage, den Therapieerfolg abzuschätzen, und er kann bei noch unbefriedigendem Ergebnis die Schmerztherapie entsprechend erweitern. Die Patientenführung ist ab dem Zeitpunkt einfach, da der Patient den Arzt als Therapeuten akzeptiert hat und sich Therapieerfolge einstellen.

Abrechnung

5 Abrechnungsfragen im Rahmen der Schmerztherapie

▸ **Vorbemerkung**

Die Schmerztherapie gibt dem Arzt vielfältige Möglichkeiten der Abrechnung. Nachstehend wird der Versuch unternommen, fachübergreifend darzustellen, welche Gebührennummern sowohl für Kassen- als auch für Privatpatienten angewendet werden können.

Dabei wurden die einzelnen Leistungen in 4 Blöcke zusammengefaßt:

▸ **Gebühren, Pauschalen und Untersuchungen** (Tabelle 12)
▸ **Beratungen, Erörterungen und Betreuung** (Tabelle 13)
▸ **Physikalische Therapie** (Tabelle 14)
▸ **Sonstige therapeutische Leistungen, Injektionen und Infusionen** (Tabelle 15)

Zu beachten sind die ab 1.1. bzw. 1.7.1996 eingeführten Teilbudgets:
Dabei gibt es für verschiedene Gebührenziffern eine begrenzte Gesamtpunktzahl. Die Höhe bestimmt sich aus dem Produkt aus arztgruppenbezogener Fallpunktzahl und der Zahl kurativ-ambulanter Fälle der Arztpraxis.

5.1 Gebühren, Pauschalen und Untersuchungen

Tabelle 12 Gebühren, Pauschalen und Untersuchungen

EBM Nr.	Punkte	Text	Nr.	GOÄ Punkte
1	265/475	Ordinationsgebühr Hausärzte	–	–
	235/300	Ordinationsgebühr fachärztliche Internisten	–	–
	340/555	Ordinationsgebühr Anästhesisten	–	–
	200/200	Ordinationsgebühr fachärztliche Kinderärzte	–	–
	285/285	Ordinationsgebühr hausärztliche Kinderärzte	–	–
	130/130	Ordinationsgebühr Nervenärzte	–	–
		Die Nr. 1 ist nicht neben den Nrn. 10, 11, 17 und 60 berechenbar		
60	320	Ganzkörperstatus nur für Allgemeinmediziner, Internisten und Kinderärzte (nicht neben Ziffer 1 abrechenbar)	8	260
		Teilbudget für Ziffer 60: arztgruppenbezogene Fallpunktzahl für		
	15	– Allgemeinärzte, praktische Ärzte		
	30	– Internisten		
	100	– Kinderärzte		
		Vollständige körperliche Untersuchung (Hautorgane, Stütz- und Bewegungsorgane, alle Bauchorgane, der gesamte weibliche Genitaltrakt)	7	160
2	50	Konsultationsgebühr (nicht neben Ziffer 1, nicht für Neurologen)	–	–
		Symptombezogene Untersuchung (nicht neben 8)	5	80

Fortsetzung Tabelle 12 Gebühren, Pauschalen und Untersuchungen

EBM Nr.	Punkte	Text	GOÄ Nr.	GOÄ Punkte
3	30	Verwaltungsgebühr (nicht neben 1)	–	–
		Ausstellen von Wh-Rezepten (nicht mit anderen Gebührennummern)	2	30
800	400	Neurologischer Status (nur für Neurologen, Nervenärzte und Neurochirurgen)		
		Die Leistungen von den Nrn. 60, 800, 801, 820, 821, 840, 850 und 860 sind nicht nebeneinander berechnungsfähig		
		Eingehende neurologische Untersuchung (nicht neben 5, 6, 7, 8)	800	195
801	170	Neurologische Basisuntersuchung (nicht neben 60, 800)		
	45 20	Teilbudget für Ziffer 801: – Neurologen, Nervenärzte, Neurochirurgen – übrige Arztgruppen		
		Eingehende psychiatrische Untersuchung (nicht neben 4, 8)	801	250
820	400	psychiatrischer Status (nur für Nervenärzte, Psychiater, Kinder- und Jugendpsychiater)		
821	250	Exploration post psychiatrischem Status, differentialdiagnostische Einordnung (nur für Nervenärzte, Psychiater, Kinder- und Jugendpsychiater)		
		psychiatrische Behandlung mit gezielter Exploration	804	150
840	630	Anamnese Kind/Jugendlicher (nur für Nervenärzte, Psychiater, Kinder- und Jugendpsychiater)		
19	500	Erhebung der Fremdanamnese (einmal im Behandlungsfall) (EBM nicht neben 840) (GOÄ nicht neben 801, 806, 15 und 17)	4	220
850	250	psychosomatische Differentialdiagnostik	806	250
890	60	Fragebogentests	857	116
891	120	orientierende Tests	857	116
892	300	Funktionstests	856	361

Erläuterungen zu obiger Tabelle:	
z. B. 265/475	linke Zahl für Mitglieder und Familienangehörige rechte Zahl für Rentner
Hausärzte	Allgemeinmediziner, praktische Ärzte, hausärztlich tätige Internisten und hausärztlich tätige Kinderärzte
Hausärzte	erhalten je Behandlungsfall bei EBM (kurativ-ambulant) 90 Punkte als hausärztliche Grundvergütung
Behandlungsfall	für EBM = 1 Quartal, für GOÄ = 1 Kalendermonat

5.2 Beratung, Erörterungen und Betreuung

Tabelle 13 Beratung, Erörterungen und Betreuung

EBM Nr.	Punkte	Text	Nr.	GOÄ Punkte
		Beratung auch mittels Fernsprecher	1	80
		eingehende Beratung (Dauer mindestens 10 min) (nur neben 5, 6, 7, 8, 800 oder 801)	3	150
5	300	Gebühr für eine Inanspruchnahme des Arztes durch einen Patienten: – montags bis freitags zwischen 20 und 8 Uhr – für Besuche, Visiten oder Notfallbehandlungen von samstags 8 Uhr bis montags 8 Uhr, an gesetzlichen Feiertagen sowie am 24. und 31. Dezember – für einen Besuch oder eine Visite mit Unterbrechung der Sprechstundentätigkeit		
6	200	Gebühr für andere als in Ziffer 5 aufgeführte Formen (z.B. im Rahmen einer Sprechstunde)		
		Zuschlag für außerhalb der Sprechstunde erbrachte Leistungen (nur 1,0fach abrechenbar)	A	70
		Zuschlag für zwischen 20 und 22 Uhr und 6 und 8 Uhr erbrachte Leistungen (nur 1,0fach abrechenbar)	B	180
		Zuschlag für zwischen 22 und 6 Uhr erbrachte Leistungen (nur 1,0fach abrechenbar)	C	320
		Zuschlag für an Samstagen, Sonn- und Feiertagen erbrachte Leistungen (nur 1,0fach abrechenbar)	D	220
		Zuschlag zu Untersuchungen nach Nr. 5, 6, 7, 8 bei Kindern bis zum vollendeten 4. Lebensjahr	K1	120
10	300	therapeutisches hausärztliches Gespräch von mindestens 10 min (nur von Hausärzten abrechenbar) (nicht neben 1, 12, 14, 15 und 20 abrechenbar)		
	220	Teilbudget für die Ziffern 10, 11, 17, 18, 42, 44 und 851: – Allgemeinärzte, prakt. Ärzte, hausärztliche Internisten, Internisten mit den Schwerpunkten Rheumatologie und Hämatologie und internistische Onkologie, hausärztliche Kinderärzte, Psychiater, Ärzte für Psychotherapeutische Medizin, Kinder- und Jugendpsychiater		
	60	– Nervenärzte, Neurologen, Neurochirurgen, Chirurgen, fachärztliche Internisten		
	30	– übrige Ärzte		
11	300	Gespräch bei psychischer Destabilisierung von mindestens 10 min (nur von Hausärzten abrechenbar) (nicht neben 1, 12, 14, 15 und 20 abrechenbar)		
12	600	kontinuierliche Betreuung eines Pflegebedürftigen der Pflegestufe III (1x im Behandlungsfall und nur für Hausärzte abrechenbar) (nicht neben 17)		
13	1000	präoperativer hausärztlicher Untersuchungskomplex vor ambulanten oder belegärztlichen Eingriffen		

Fortsetzung Tabelle 13 Beratung, Erörterungen und Betreuung

EBM Nr.	Punkte	Text	GOÄ Nr.	GOÄ Punkte
14	1800	haus- oder nervenärztliche/psychiatrische Betreuung einmal im Behandlungsfall (nur für Hausärzte, Nervenärzte, Psychiater, Kinder- und Jugendpsychiater und Neurologen abrechenbar)		
15	800	wie Nr. 14, jedoch in Wohnheimen		
		Einleitung und Koordinierung flankierender Maßnahmen für chronisch Kranke (einmal im Kalenderjahr abrechenbar)	15	300
17	300	ärztliche Hilfe bei lebensverändernden oder oder lebensbedrohenden Erkrankungen EBM: Dauer mindestens 10 min (nicht neben 1, 12, 14, 15, 20 abrechenbar) GOÄ: Dauer mindestens 20 min, innerhalb von 6 Monaten höchstens 2x abrechenbar (nicht neben 1, 3, 4, 15, 30 abrechenbar)	34	300
18	300	Zuschlag zu Nr. 10, 11 und 17 bei einer Dauer von mind. 30 min		
20	1800	Sterbebegleitung (1x im Behandlungsfall) (nicht neben 10, 11, 12, 14, 15, 16, 17 abrechenbar)		
822	320	Behandlung post psychiatrischem Status bis 30 min Dauer (nur für Nervenärzte, Psychiater, Kinder- und Jugendpsychiater)		
823	450	wie 822, jedoch länger als 30 min (nur für Nervenärzte, Psychiater, Kinder- und Jugendpsychiater)		
		psychiatrische Behandlung mit gezielter Exploration	804	150
		psychiatrische Behandlung mit gezielter Exploration, mindestens 20 min Dauer	806	250
827	250	wie 822 als Gruppenbehandlung (3 bis 8 Teilnehmer, Dauer mindestens 50 min)		
		eingehende psychiatrische Beratung der Bezugsperson	817	180
851	450	verbale Intervention, psychosomatische Krankheit		
855	500	übende Verfahren – Einzelbehandlung (Dauer mindestens 25 min)		
856	140	übende Verfahren – Gruppenbehandlung (2–10 Teilnehmer, mindestens 50 min)		
		autogenes Training – Einzelbehandlung (Dauer mindestens 20 min)	846	150
		autogenes Training – Gruppenbehandlung (höchstens 12 Teilnehmer, Dauer mindestens 20 min)	847	45

5.3 Physikalische Therapie

▶ **Vorbemerkung für EBM**

Leistungen nach den Ziffern 503, 504, 509 und 524 dürfen nur abgerechnet werden, wenn der Arzt nachweist, daß sie entweder von ihm selbst als Arzt für Orthopädie, Chirurgie, Physiotherapie, Physikalische und Rehabilitative Medizin oder als Arzt mit Zusatzbezeichnung „Physikalische Therapie" – bei Atemgymnastik auch Pneumologe – erbracht worden sind oder von staatlich geprüften Masseuren (Nr. 524), Krankengymnasten oder Physiotherapeuten (Nr. 503, 504, 507 und 509), die auf Veranlassung des Arztes unter dessen ärztlicher Verantwortung tätig werden.

Teilbudget Physikalische Therapie: Hier gibt es arztbezogene Fallpunktzahlen für die Leistungen nach den Nummern 505, 514, 530, 533, 534 und 535.

Orthopäden, Chirurgen, Ärzte für Physikalische und Rehabilitative Medizin und Ärzte mit der Zusatzbezeichnung Physikalische Therapie: **150 Punkte**; übrige Arztgruppen **20 Punkte**.

▶ **Vorbemerkung für GOÄ**

Nicht vom Arzt oder dessen ständigem Vertreter erbrachte Leistungen nach Abschnitt E (physikalisch-medizinische Leistungen) gelten nur dann als eigene Leistungen, wenn der Arzt oder dessen ständiger Vertreter die Zusatzbezeichnung „Physikalische Therapie" oder durch die Gebietsbezeichnung „Facharzt für Physikalische Therapie und Rehabilitative Medizin" qualifiziert ist und die Leistungen nach fachärztlicher Weisung unter deren Aufsicht erbracht werden.

Tabelle 14 Physikalische Therapie

EBM Nr.	Punkte	Text	Nr.	GOÄ Punkte
507	200	Krankengymnastik – Einzeltherapie – mind. 15 min		
		krankengymnastische Ganzbehandlung als Einzelbehandlung	506	120
		krankengymnastische Teilbehandlung als Einzelbehandlung	507	80
508	60	Zuschlag zu 507 bei Durchführung im Bewegungsbad		
		krankengymnastische Ganzbehandlung als Einzelbehandlung im Bewegungsbad	508	110
509	110	Krankengymnastik – Gruppe – mindestens 20 min		
		Krankengymnastik – Gruppoe – auch im Bewegungsbad, mehr als 3, höchstens 8 Teilnehmer	509	38
		Übungsbehandlung	510	70
510	20	Zuschlag zu 509 bei Durchführung im Bewegungsbad		
511	230	krankengymnastische Behandlung komplexer Funktionsstörungen, je vollendete 15 min		

Fortsetzung Tabelle 14 Physikalische Therapie

EBM Nr.	Punkte	Text	Nr.	GOÄ Punkte
512	80	Übungsbehandlung (sensomotorisch) je vollendete 15 min je Sitzung		
514	50	Extensionsbehandlung mit Gerät		
		Extensionsbehandlung mit Wärmetherapie und Massage	514	105
		Extensionsbehandlung (z. B. Glissonschlinge)	515	38
		Extensionsbehandlung mit Schrägbett, Extensionstisch, Perlgerät	516	65
524	150	Massage lokaler Gewebeveränderungen		
		Teilmassage	520	45
		Großmassage	521	65
		Bindegewebsmassage	523	65
530	70	Wärmetherapie, Heißluft, Kurz- oder Mikrowelle, Hochfrequenzstrom, Infrarotbestrahlung, je Sitzung		
531	50	Teilbad ansteigend	531	46
532	100	Vollbad ansteigend	532	76
533	40	Anwendung niederfrequenter Ströme		
534	40	Anwendung mittelfrequenter Ströme		
535	50	Kryotherapie		
		Kalt- oder Heißpackung(en)	530	35
		Heißluftbehandlung eines Körperteils	535	33
		Heißluftbehandlung mehrerer Körperteile	536	51
		Infrarotbehandlung	538	40
		Ultraschallbehandlung	539	44
		Kurz-, Mikrowellenbehandlung, eine Region	548	37
		Kurz-, Mikrowellenbehandlung, mehrere Regionen	549	55
		Reizstrombehandlung	551	48
		Iontophorese	552	44
		Niederfrequenzbehandlung	555	120
536	120	gezielte Elektrostimulation, je Sitzung		
419	180	Anleitung zur Selbstanwendung der TENS (bis zu 5x im Krankheitsfall)	3211 (analog)	120
3210	200	Chirotherapie der Wirbelsäule		
		chiropraktische Wirbelsäulenmobilisierung	3305	37
		chirotherapeutischer Eingriff an der Wirbelsäule	3306	148
3211	180	Chirotherapie, Extremitätengelenk		

5.4 Sonstige therapeutische Leistungen, Injektionen u. Infusionen

Tabelle 15 Sonstige therapeutische Leistungen, Injektionen und Infusionen

EBM Nr.	Punkte	Text	Nr.	GOÄ Punkte
		Quaddelbehandlung	266	60
		Infiltrationsbehandlung medikamentös, im Bereich einer Körperregion auch paravertebral oder perineural oder perikapsulär oder retrobulbär und/oder Infiltration	267	80
		wie 267 im Bereich mehrerer Körperregionen	268	130
		Akupunktur	269	200
		Akupunktur mindestens 20 min	269a	350
415	250	Anwendung von Lokalanästhetika zur Schmerzbehandlung in mindestens 3 Sitzungen je Behandlungsfall		
418	300	Infusion von Analgetika oder Lokalanästhetika unter systemischer Anwendung mindestens 30 min		
422	250	Analgesie eines Hirnnervs, Nervs oder Ganglions	2599	225
430	570	Blockade am zervikalen Grenzstrang		
		Blockade des Truncus sympathicus (lumbaler Grenzstrang oder Ganglion stellatum)	497	220
		wie 497 (thorakaler Grenzstrang oder Plexus solaris)	498	300
431	500	Blockade thorakaler oder lumbaler Grenzstrang		
		i.v.-Injektion	253	70
254	120	i.a.-Injektion	254	80
		Infusion intravenös bis 30 min	271	120
		Infusion intravenös mehr als 30 min	272	180
273	130	Infusion intravenös mindestens 10 min		
		Dauertropfinfusion i.v. mehr als 6 Stunden Dauer	274	320
285	120	Aderlaß (GOÄ: mindestens 200 ml)	285	110
286	220	Reinfusion Eigenblut/Plasma (GOÄ: mind. 200 ml)	286	220
		Anschluß-Reinfusion mindestens 200 ml	286a	100
285+286	340	Hämodilution	285 + 286 + evtl. 286a + 290	

Die Leistungen der Abschnitte C I*, C II* (ausgenommen die Leistungen nach den Nrn. 278 und 279), C III* und D I* sind je Arztpraxis (Abrechnungsnummer) und Abrechnungsquartal nur bis zu einer begrenzten Gesamtpunktzahl berechnungsfähig, deren Höhe sich aus dem Produkt aus arztgruppenbezogener Fallpunktzahl und der Zahl kurativ-ambulanter Fälle der Arztpraxis ergibt (siehe Allgemeine Bestimmungen A I.5.).

Arztgruppenbezogene Fallpunktzahlen:
Chirurgen, Orthopäden, Ärzte für Physikalische Medizin **150 Punkte**; übrige Arztgruppen **25 Punkte**.

Vertragsärzte, die von der zuständigen Kassenärztlichen Vereinigung die Berechtigung zur Teilnahme an der Vereinbarung über die ambulante Behandlung chronisch schmerzkranker Patienten erhalten haben, oder die nach der Onkologie-Vereinbarung als onkologisch verantwortlicher Arzt nötig sind, unterliegen der Begrenzung der Gesamtpunktzahl für die Leistungen der Abschnitte C I, C II, C III und D I nicht.

*C I = Nrn. 205–247
 C II = Nrn. 251–290
 C III = Nrn. 301–319
 D I = Nrn. 415–450

▸ **Schlußbemerkung**

Die oben aufgeführten Abrechnungsmöglichkeiten für Schmerzpatienten zu nutzen, sollte nicht die einzige Maßnahme sein, die in der heutigen nach vorne orientierten Praxis angewendet wird.

Vielmehr gilt es, die von verschiedenen Verbänden und neuerdings auch von den kassenärztlichen Vereinigungen angebotenen Seminare für eine wirtschaftliche Praxisführung zu besuchen und die daraus entstehenden Chancen in der eigenen Praxis umzusetzen.

6 Praxisablauf

Aus der besonderen Problematik der Schmerztherapie ergibt sich je nach Anzahl der Patienten eine besondere Organisationsform der Praxis.

Standesrechtlich ist es verboten, mit dem Zusatz „Schmerztherapie" auf dem Arztschild nach außen aufzutreten. Hieraus ergibt sich, daß man eine andere Form der Veröffentlichung finden muß, um einen gewissen Bekanntheitsgrad für diese medizinische Besonderheit zu erreichen.

Erlaubt ist zum Beispiel, auf Terminzetteln, Patienteninformationsschriften usw. eine

▶ **Sprechstunde für Schmerztherapie**

anzukündigen. Der Vorteil ist einsehbar: Patienten, die mit Schmerzen belastet sind, werden aufmerksam, bleiben dem Arzt erhalten, und durch Mundpropaganda kommen einige neue hinzu.

Weiterhin muß für eine Bindung der Patienten an die Praxis gesorgt werden. Nützlich sind hier:

▶ 1. ein Schmerzfragebogen,

▶ 2. ein Schmerzkalender,

▶ 3. eine freundliche Atmosphäre, z.B. durch Schmücken der Praxis (verändern je nach Jahreszeit),

▶ 4. das Ansprechen der Patienten mit dem Namen,

▶ 5. das Angebot von Alternativen bei nicht erfüllbaren Wünschen des Patienten,

▶ 6. eine freundliche Gestaltung sowie eine eventuelle Umbenennung des Wartezimmers (der Begriff ist negativ besetzt).

Die Organisation der Praxis bedarf wahrscheinlich auch deswegen einer gewissen Neuorientierung, weil die ab 1. Januar 1996 gültigen neuen Gebührenordnungen für Kassen- und Privatpatienten erweiterte Abrechnungsmöglichkeiten bieten. Erwähnt seien hier insbesondere Verbesserungen im EBM bei einem Arzt-Patienten-Kontakt.

7 Literatur

1. **Agnelli G, Cosmi B** (1991) Antipyretic analgesics. In: **Dukes MNG, Aronson JK** (Hrsg): Side Effects of Drugs. Annual 15: 85. Elsevier, Amsterdam, London, New York, Tokyo.
2. **Arzneimittelkommission der Deutschen Ärzteschaft** (1992) Propyphenazon- Schockreaktion: Aufklärung immunologischer Ursachen zum Schutz der Patienten vor Reexposition. Dtsch Ärzteblatt 89/19: B-1089.
3. **Arzneimittelkommission der Deutschen Ärzteschaft** (1992) Arzneimittelschnellinformation: Hinweise auf mutagene Wirkung von Paracetamol. Dtsch Ärzteblatt 89/37: B-2563.
4. **Arzneimittelkommission der Deutschen Ärzteschaft** (1995) Anaphylaktische Schockreaktionen nach parenteraler Gabe von Diclophenac. Dtsch Ärzteblatt 92/1–2: B-55.
5. **Arzneimittelkommission der Deutschen Ärzteschaft** (1992) Schockreaktion nach parenteraler Gabe nicht-steroidaler Antiphlogistika. Dtsch Ärzteblatt 89/30: B-1604.
6. **Bautz M, Pfingsten W, Weber M, Weyland A, Ensink B, Hildebrandt J** (1989) Ein Patientendokumentationssystem für Schmerzkliniken und Schmerzambulanzen auf Basis vernetzter Personalcomputer. Der Schmerz 3: 140.
7. **Beyer K, Engel J-M** (1994) Schmerztherapie bei akuten und chronischen Wirbelsäulenleiden. Internist 35: 49.
8. **Blumberg H** (1993) Sympathische Reflexdystrophie. In: **Zenz M, Jurna I** (Hrsg): Lehrbuch der Schmerztherapie. Wissenschaftliche Verlagsgesellschaft, Stuttgart, 369.
9. **Blumenberg D, Sefrin P** (1986) Die intravenöse Anwendung von Analgetika. In: **Sefrin P** (Hrsg): Der Schmerz in der Notfallmedizin: Pathophysiologie – Diagnose – Therapie (Klinische und experimentelle Notfallmedizin 5). W. Zuckschwerdt, München, Bern, Wien, San Franzisco, 59.
10. **Bowdler I, Hankenmeier U, Zech D, Schug SA** (1989) Grundlagen der Behandlung. In: **Hankenmeier U, Bowdler I, Zech D** (Hrsg): Tumorschmerztherapie. Springer, Berlin, Heidelberg, New York, 25.
11. **Breidung R** (1996) Häufigkeit von Schmerzen bei älteren Menschen. Fortschr Med 114/13: 23.
12. **Breidung R, Hager K** (1995) Innere Medizin systematisch. UNI-MED, Lorch.
13. **Brune K, Lanz R** (1985) Pharmacokinetics of non-steroidal anti-flammatory drugs. In: **Bonta IL, Bray MA, Parnham MJ** (Hrsg): Handbook of inflammation, Vol. 5: 413. The Pharmacology of Inflammation. Elsevier, Amsterdam.
14. **Brune K, Rainsford KD, Schweitzer A** (1980) Biodistribution of mild analgetics. Br J Clin Pharmacol 10 (Suppl): 279.
15. **Budd K** (1994) Chronic pain – Challenge and response. Drugs 47, Suppl 1: 33.
16. **Campbell SM** (1985) Die schmerzende Schulter. Tempo medical 15: 21.
17. **Conner HE, Feniuk W, Lloyd K, Humphrey PPA** (1992) Migraine, serotonin and sumatriptan. Vascular Medicine Review 3: 95.
18. **Daunderer M** (19884) Akute Intoxikationen: hausärztliche und klinische Therapie. Medizin Verlag, München.
19. **Dertwinkel R, Tryba M, Zenz M** (1994) Sympathische Reflexdystrophie, Stumpf- und Phantomschmerzen. Dtsch Ärzteblatt 91/24: B-1275.
20. **Diener HC, May A** (1994) Schmerztherapie bei chronischem Kopfschmerz und Migräne. Internist 35: 26.
21. **Döbler K, Zenz M** (1993) Stumpf- und Phantomschmerz. In: **Zenz M, Jurna I** (Hrsg): Lehrbuch der Schmerztherapie. Wissenschaftliche Verlagsgesellschaft, Stuttgart, 377.
22. **Ferreira SH, Lorenzetti BB, Correa FMA** (1978) Central and peripheral antialgesic action of aspirin-like drugs. Eur J Pharmacol 53: 39.
23. **Flower RJ, Moncada S, Vane JR** (19857) Analgesic-antipyretics and anti-inflammatory agents; drugs employed in the treatment of gout. In: **Gilman AG, Goodman LS, Rall TW, Murad F** (Hrsg): The pharmacological basis of therapeutics. McMillan, New York, Toronto, London, 674.
24. **Foley KM, Arbit E** (19893) Management of cancer pain. In: **de Vita VT, Hellmann S, Rosenberg SA** (Hrsg): Cancer: principles and practice of oncology. Lippincott, Philadelphia, 2064.
25. **Forth W** (1985) Spasmolytische Effekte von Pyrazolonen. In: **Brune K, Lanz R** (Hrsg): 100 Jahre Pyrazolon. Urban & Schwarzenberg, München, Wien, Baltimore, 143.
26. **Freye E, Leopold C** (1991) Opiate und Opiatantagonisten: I. Theoretische Grundlagen der Opioidwirkung. Dtsch Apoth Z 29: 1517.
27. **Glare PA, Walsh TD** (1991) Clinical pharmacokinetic of morphine. Ther Drug Monit 13: 1.
28. **Grubel G** (1984) Erfolgreich behandelbar: Trigeminusneuralgie. Moku ärztl Fortb 34/7: 41.
29. **Hackenthal E** (19932) Therapie mit Analgetika und nichtsteroidalen Antirheumatika. In: **Platt D** (Hrsg): Pharmakotherapie und Alter – Ein Leitfaden für die Praxis. Springer, Berlin, Heidelberg, New York.
30. **He X, Neugebauer V, Schaible HG, Schmidt RF** (1992) Effects of antipyretic analgesics on pain-related neurons of the spinal cord. In: **Brune K, Santoso B** (Hrsg): Antipyretic Analgesics: New Insights. Birkhäuser, Basel, Boston, Berlin, 13.
31. **Headache Classification Committee of the International Headache Society** (1988) Classification, and diagnostic criteria for headache disorders, cranial neuralgias and facial pain. Cephalagia Suppl 7: 1.
32. **Hugh CC jr.** (1989) Pharmacology of opioids and antagonists. In: **Nunn JF, Utting JE, Brown BR** (Hrsg): General Anaesthesia. Butterworths, London, Boston, Singapore, Sydney, Toronto, Wellington, 135.
33. **Humphrey PPA, Feniuk W, Marriott AS, Tanner RJN, Jackson MR** (1991) Preclinical studies on the anti-migraine drug, sumatriptan. Eur Neurol 31: 282.
34. **Hunskaar S, Fasmer OB, Broch OJ, Hole K** (1987) Involvement of central serotinergic pathways in nefopam-induced antinociception. Eur J Pharmacol 138: 77.
35. **Jage J** (1989) Methadon – Pharmakokinetik und Pharmakodynamik eines Opiates. Anaesthesist 38: 159.
36. **Janzen R, Keidel WD, Herz A, Scheichele C** (1972) Schmerz. Grundlagen – Pharmakologie. Thieme, Stuttgart.
37. **Jurna I** (1993) Acetylsalicylic acid related compounds depress nociceptive activity in the thalamus by central action: indication for the involvement of prostaglandins. In: **Jurna I, Yaksh TL** (Hrsg): Central analgesic action of acetylsalicylic acid and related compounds. Progress Pharmacol Clin Pharm 10: 51.
38. **Jurna I, Nickel B, Lobisch M, Riethmüller-Winzen H, Szelenyi I** (1992) Analgetisch und muskelrelaxierend: Flupirtin. Pharmazie 137: 24.
39. **Kleeberg UR, Schreml W, Schönhöfer PS** (1986) Schmerzbehandlung. In: **Schmoll HJ, Peters HD, Fink U** (Hrsg): Kompendium Internistische Onkologie, Teil 1. Springer, Berlin, Heidelberg, New York, 345.
40. **Kloke M, Höffken K, Meyer-Jürshof A, Schneemann H** (1991) Orale Morphintherapie schwerer Tumorschmerzen. Dtsch Ärzteblatt 88: 2347.
41. **Kohlmann T** (1991) Schmerzen in der Lübecker Bevölkerung. Ergebnisse einer bevölkerungsepidemiologischen Studie. Der Schmerz 5: 208.
42. **Könnecke R, Peters K, Zimmermann M** (19934) Schmerztherapeuten-Verzeichnis. Universität Heidelberg.
43. **Lee CR, McTavish D, Sorkin EM** (1993) Tramadol. A preliminary review of its pharmacodynamic and pharmacokinetic properties, and therapeutic potential in acute and chronic pain states. Drugs 46/2: 313.
44. **Mafo-Institut** (1992) Ergebnisse einer Befragung über das Vorkommen von Schmerzen und die Einnahme von Schmerzmedikamenten in der Bevölkerung. Symposium „Toward the ideal OTC analgesic", Hamburg, 11.7.1992.

45. **Mau W, Mahrenholtz M, Zeidler H** (1994) Kreuzschmerzen – Diagnostik aus internistischer Sicht. Dtsch Ärzteblatt 91/10: B-500.
46. **Melzack R, Wall PD** (1982) Schmerzmechanismen: Eine neue Therapie. In: **Keeser W, Pöppel E, Mitterhusen P** (Hrsg): Schmerz. Urban & Schwarzenberg, München, 8.
47. **Merskey H** (Hrsg) (1986) Classification of chronic pain: description of chronic pain syndromes and definition of pain terms. Pain (Suppl) 3: 1.
48. **Miehle W** (1987) Arthrose oder Arthritis. Fortschr Med 105: 31.
49. **Moeschlin S** (1980) Klinik und Therapie der Vergiftungen. Thieme, Stuttgart, New York.
50. **Motsch J** (1991) Epidurale und intrathekale Applikation von Alpha2-Agonisten zur Therapie akuter und tumorassoziierter Schmerzen. Fortschr Anaesth 5: 89.
51. **Motsch J** (1992) Therapie chronischer Schmerzen – nicht durch Tumoren induziert. Arzneimittelverordnung in der Praxis 1: 1.
52. **Müller H, Aigner K, Zierski J** (1985) Behandlung von Tumorschmerz mit Pumpsystemen zur rückenmarksnahen Opiatapplikation. Dtsch Ärzteblatt A 35: 2475.
53. **Osipova NA, Novikov GA, Beresnev VA, Loseva NA** (1991) Analgesic effect of tramadol in cancer patients with chronic pain: A comparison with prolonged-action morphine sulfate. Current Therapeutic research – Clinical and Experimental 50/6: 812.
54. **Otto S** (1989) Das Notfallmedikament: Tramadol. Notfallmed 15 (3): 219.
55. **Pfaffenrath V, Baar HA, Soyka D, Diener HC** (1993) Consensus zur Migräneattackenbehandlung mit Sumatriptan. MMW 25: 343.
56. **Portenoy RK** (1990) Chronic opioid therapy in nonmalignant pain. J Pain Symptom Manage 5: 46.
57. **Poulsen HS, Nielsen OS, Klee M, Rorth M** (1989) Palliative irradiation of bone metastases. Cancer Treat Rev 16: 41.
58. **Reeh PW** (1986) Physiologische und pathophysiologische Grundlagen des Schmerzes. In: **Sefrin P** (Hrsg): Der Schmerz in der Notfallmedizin: Pathophysiologie – Diagnose – Therapie (Klinische und experimentelle Notfallmedizin 5). W. Zuckschwerdt, München, Bern, Wien, San Francisco, 3.
59. **Schlumpf U** (1991) Einsatz und Stellenwert der nichtsteroidalen Entzündungshemmer bei Arthrosen. Therapeutische Umschau 48/1: 34.
60. **Schlunk T, Friess D, Winterhalder D** (1994) Kontinuierliche subkutane Schmerztherapie mit peripher und zentral wirkendem Analgetika. Med Welt 45: 553.
61. **Sefrin P, Blumenberg D** (1987) Die präklinische Analgesie beim traumatischen Notfallpatienten. Fortschr Med 17: 35.
62. **Sharpio S** (1984) Agranulocytosis and pyrazolon. Lancet 451. In: **Merskey H** (Hrsg) (1986): Classification of chronic pain: description of chronic pain syndromes and definition of pain terms. Pain (Suppl) 3: 1.
63. **Sillanpää M** (1981) Carbamazepine. Pharmacology and clinical uses. Acta Neurol Scand 64, Suppl 88: 115.
64. **Sorge J** (1993) Medikamentöse Schmerztherapie. In: **Zenz M, Jurna I** (Hrsg): Lehrbuch der Schmerztherapie. Wissenschaftliche Verlagsgesellschaft, Stuttgart, 269.
65. **Sorge J, Lehmkuhl C, Lohse K, Herrmann H, Pichlmayr I** (1990) Langzeittherapie von Tumorschmerzen mit Morphinretard-Tabletten. Med Klin 85: 523.
66. **Sorge J, Steffmann B, Lehmkuhl C, Pichlmayr I** (1991) Opioidanalgetika bei nicht-malignen Schmerzen – Langzeitbehandlungsergebnisse bei Patienten mit rheumatischen Beschwerden. Schmerz 5: 60.
67. **Soyka D** (1984) Kopfschmerz. In: **Neundörfer B, Schimrigk K, Soyka D** (Hrsg): Praktische Neurologie. Edition Medizin, Weinheim, Deerfield Beach/Florida, Basel.
68. **Soyka D** (1994) Spektrum Migränemittel. Aesopus, Basel.
69. **Sprotte G** (1993) Gesichtsschmerz. In: **Zenz M, Jurna I** (Hrsg): Lehrbuch der Schmerztherapie. Wissenschaftliche Verlagsgesellschaft, Stuttgart, 405.
70. **Stanton-Hicks M, Jänig W, Boas RA** (1989) Reflex sympathetic dystrophy. Kluwer, Boston, Dordrecht, London.
71. **Strian F, Haslbeck M, Standl E** (1994) Behandlung schmerzhafter Diabetesneuropathien. Internist 35: 32.
72. **Sumatriptan Cluster Headache Study Group** (1991) Treatment of acute cluster headache with sumatriptan. New Engl J Med 352: 322.
73. **Sunshine A, Olson NZ** (19892) Non-narcotic analgetics. In: **Wall PD, Melzack R** (Hrsg): Textbook of pain. Churchill Livingstone, Edinburgh, London, Melbourne, New York, 670.
74. **Szelenyi I, Nickel B** (1991) Pharmacological profile of Flupirtin, a novel centrally acting non-opioid analgesic drug. Agents and Actions 32 (Suppl): 199.
75. **Taylor H, Curran NM** (1985) The Nuprin Pain Report. Louis Harris & Associates, New York.
76. **The International Agranulocytosis and Aplastic Anemia Study** (1987) Risk of granulocytosis and aplastic anemia. J Am Med Ass 256: 1749.
77. **Twycross RG, Lack SA** (1983) Symptom control in far-advanced cancer: Pain relief. Pitman, London.
78. **Twycross R, Lack S** (1984) Therapeutics in terminal cancer. Pitman, London.
79. **Venbrocks R** (1991) Medikamentöse Therapie in der Orthopädie. In: **Schlegel KF, Krämer J** (Hrsg): Bücherei des Orthopäden, Bd 57. Enke, Stuttgart.
80. **von Korff M, Dworkin SF, Le Resche L, Kruger A** (1990) Graded chronic pain status: an epidemiologic evaluation. Pain 40: 279.
81. **Wörz R** (1990) Chronischer Schmerz und Psyche. Gustav Fischer, Stuttgart, Jena, New York.
82. **Wörz R, Wörz E** (1995) Langzeitbehandlung chronischer Schmerzen mit Tilidin-Naloxon. Fortschr Med 113/27, 40/388.
83. **World Health Organization** (1986) Cancer Pain Relief. WHO, Genf.
84. **Wilcox GL, Carlsson KH, Jochim A, Jurna I** (1987) Mutual potentiation of antinociceptive effects of morphine and clonidine on motor and sensory responses in rat spinal cord. Brain Res 405: 84.
85. **Wilder-Smith CH, Schimke J, Osterwalder B, Senn HJ** (1994) Oral tramadol, a μ-opioid agonist and monoamine reuptake-blocker, and morphine for strong cancer related pain. Ann Oncol 5/2: 141.
86. **Zech D, Grond S, Lehmann K** (1995) Transdermales Fentanyl zur Behandlung von Tumorschmerzen. Dtsch Ärzteblatt 92/39: A-2554.
87. **Zech D, Schug SA** (1989) Medikamentöse Therapie. In: **Hankemeier U, Bowdler I, Zech D** (Hrsg): Tumorschmerztherapie. Springer, Berlin, Heidelberg, New York, 25.
88. **Zeidler H** (1995) Therapiestrategien bei entzündlich-rheumatischen Erkrankungen. Dtsch Ärzteblatt 92: A-2396.
89. **Zenz M, Piepenbrock M, Tyba M, Glocke M, Everlin M, Klauke W** (1985) Langzeittherapie von Krebsschmerzen. Kontrollierte Studie mit Buprenorphin. DMW 110: 448.
90. **Zenz M, Strumpf M, Tyba M, Röhrs E, Steffmann B, Glocke M, Everlin M, Klauke W** (1989) Retardiertes Morphin zur Langzeittherapie schwerer Tumorschmerzen. DMW 114: 43.
91. **Zenz M, Strumpf M, Willweber-Strumpf A** (1990) Orale Opiattherapie bei Patienten mit „nicht-malignen" Schmerzen. Schmerz 4: 14.
92. **Zimmermann M** (1976) Neurophysiology of nociception. In: **Porter R** (Hrsg): International Review of Physiology. Neurophysiology II/10: 179. University Park Press, Baltimore.
93. **Zimmermann M** (1980) Schmerz aus Sicht des Physiologen. In: **Frey R** (Hrsg): Schmerz – Diagnose, Differentialdiagnose, Therapie. Aesopus, Basel, München, 9.
94. **Zimmermann M** (1993) Physiologische Grundlagen des Schmerzes und der Schmerztherapie. In: **Zenz M, Jurna I** (Hrsg): Lehrbuch der Schmerztherapie. Wissenschaftliche Verlagsgesellschaft, Stuttgart, 3.
95. **Zimmermann M, Drings P, Wagner G** (1984) Pain in the Cancer Patient. Recent Results in Cancer Research, Vol 89. Springer, Berlin, Heidelberg, New York.
96. **Zimmermann M, Seemann H** (1986) Der Schmerz – ein vernachlässigtes Gebiet der Medizin? Springer, Berlin, Heidelberg, New York.